背痛自救聖經

美國骨科專家教你免開刀、免服藥的9大自癒對策，
立即緩解頸背疼痛、改善生活品質，讓思緒更清晰！

Watch Your Back

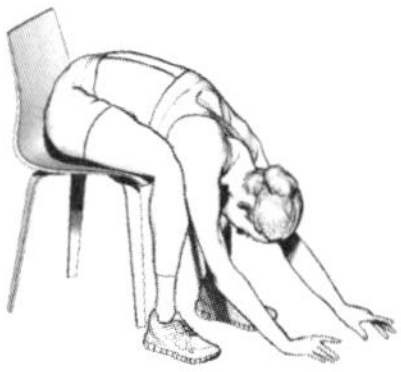

Nine Proven Strategies to Reduce Your Neck and Back Pain Without Surgery

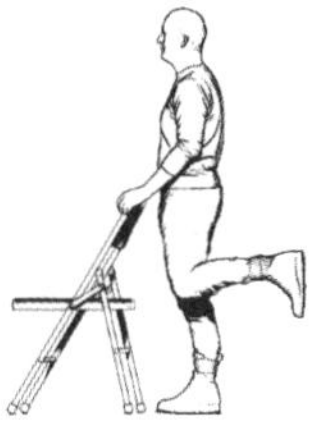

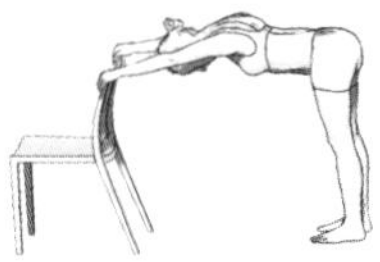

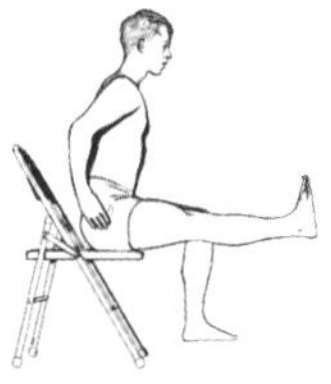

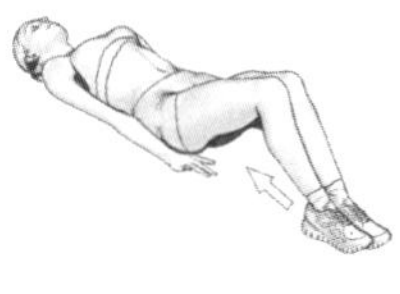

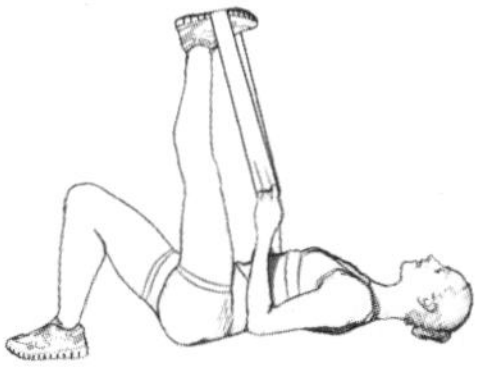

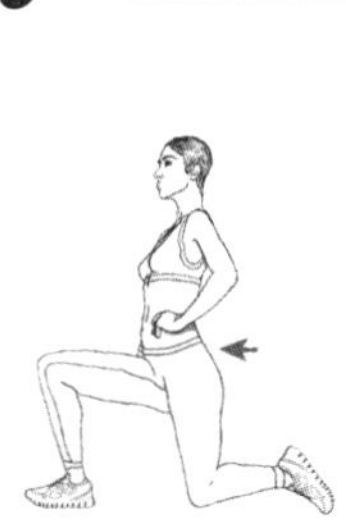

肯・韓斯拉吉
Ken Hansraj, M.D.

陳於勤 譯
郭仕政 審訂

醫療免責聲明

本書介紹作者之研究、經驗與想法，但並非替代專業醫療保健機構的諮詢。請諮詢您的醫療保健機構後再開始任何活動計劃。

若因使用或應用本書任何內容而直接或間接導致個人或其他方面的任何責任、損失或風險，作者與出版商明確表示不承擔任何責任。

本書案例中出現的例子、軼事與人物，均來自作者臨床工作、研究及生活經歷。某些內容有修飾，在整本書中所有人名及識別特徵皆已修改。

各界推薦

審訂推薦

郭仕政物理治療師

聯合推薦

Kevin Law ｜澳洲執業物理治療師
ZM 物理治療師
台灣動作專家協會
吳肇基醫師｜大夫訓練骨科
周佳緯物理治療師
黃琳玲物理治療師｜「HiBODY 嗨健康」創辦人
蔡維鴻物理治療師｜ JUST WELL 運動物理治療團隊執行長
謝明儒 Dr. Victor ｜乾針名醫、《醫學瑜伽 解痛聖經》暢銷作家

（依筆劃排列）

★ Kevin Law ｜澳洲執業物理治療師

「韓斯拉吉醫師提供全面又實用的背部運動處方。好執行、持續鍛鍊才是改善痠痛的關鍵。」

★ ZM 物理治療師

「背痛斷捨離，就這麼簡單！」

★台灣動作專家協會

「穩了，才好動，重建動作地圖，從背開始。」

★周佳緯物理治療師

「簡單實用，陪你打好背部健康的基礎。」

★黃琳玲物理治療師｜「HiBODY 嗨健康」創辦人

「多面向全方位探討背痛該如何改善，對現代人來說相當實用！」

★蔡維鴻物理治療師｜ JUST WELL 運動物理治療團隊執行長

「背痛百科全書，自救就靠這本！」

推薦序

照顧脊椎，就是照顧人生的基礎

郭仕政／物理治療師

第一次看到這本書的書名《背痛自救聖經》，坦白說，我的第一反應是：這大概又是一本市面上常見、教人拉拉筋、按按摩、提醒別久坐的衛教書吧。但當我真正打開這本書、逐頁閱讀後，我的想法立即改觀。

與其說這是一本衛教工具書，我更願意稱它為一本「全人健康指南」——一本教你如何正確使用與對待自己身體，並從生理、心理，由裡到外來樂觀面對人生態度的好書。

從上古時代，人類由四足動物演化為直立行走的雙足動物開始，脊椎便承擔起來自地心引力的垂直壓力。原本水平不需承重的脊椎，如今得長時間不間斷地對抗地心引力與自身的體重，而這歷史性的演化代價便是現代人的文明通病——下背與肩頸痛。

身為物理治療師，我很明白現在臺灣醫學面對下背與肩頸疼痛的問題。不論是上班族因長期久坐肌肉僵硬、運動時間減少導致肌力下降，或是銀髮族因退化與骨質疏鬆，每天門診人總是有數不清的背、頸、肩膀痠痛的患者。而這些症狀的主要原因，大多其實是一般民眾不曉得該如何使用自己的身體與調配周遭環境而導致的結果。

本書作者是一位有二十餘年經驗的骨科醫師，他不但替三萬五千多名患者診斷過背部與頸部的問題，也替超過四千人開過刀，但他在書中一開始就坦言：雖然是外科醫師，但真正需要動手術的，其實不到 10%，而這個想法與我們的臨床經驗不謀而合——多數人的疼痛問題，其實是不大需要透過手術就可以改善的。

書中他提出了九大策略，涵蓋了從姿勢矯正、肌肉強化、日常活動習慣，到呼吸、營養、壓力管理、正念冥想、良好睡眠等，幾乎囊括了影響脊椎健康的所有因素。更令人驚訝的是，這些策略不僅符合科學、具體，大多數的動作也是我們臨床上很常使用的介入手法，一般民眾只要照著書中的方式，都很容易達到減輕疼痛的效果。

書中讓我學習到最多，也是大多數臨床工作者會忽略的部分，就是「慢性背痛與情緒的關聯」，書中提到「慢性背痛與心理情緒障礙之間的關係是雙向的，是連續的循環」，在傳統醫學學習的養成過程當中，我們只學到透過雙眼觀察、動作測試和影像搭配的結果，來推估患者的疼痛可能起源於哪些結構上的問題。即使是受過專業訓練的我們，仍忽略了情緒與壓力所造成的深層影響；但透過這本書的提醒，讓我有如醍醐灌頂，結構上的缺損有可能只是疼痛的一小部分，真正的兇手有可能是來自患者內心的不安情緒與心理障礙。

身為一名醫療從業者，我誠摯推薦這本《背痛自救聖經》給所有正在受頸背痛所苦，或意識到自己可能慢慢陷入疼痛泥沼的亞健康群眾，更建議醫療同儕們來重新省思我們對疼痛的理解。與其等到痛得難以行走才開始尋求幫助，不如現在就開始行動，實際操作書本內容，為自己找回健康與自由。

CONTENTS

第二部分

如何顧好你的背

外科醫師的使命

很多人認為，要是去看外科，醫師就會建議要動手術，但在我的經驗中，這與事實相去甚遠。我作為骨科脊椎外科醫師已有二十多年之久，見過三萬五到四萬名患者受背部與頸部的疼痛之苦。在這二十年的時間裡，我為我的患者們進行四千次外科手術來矯正背部問題。沒錯——在我治療過的患者中，只有百分之十的人必須動手術。

經過多年研究與治療脊椎，我仍對脊椎結構與構造感到敬畏，脊椎確實是座力量之塔。我一生致力於維持脊椎健康與其功能，幫助我的患者解決背部問題，看到他們的生活在疼痛消失後發生的變化，是多麼令人欣慰。

見證我的患者所受之苦啟發我寫這本書，這些內容已幫助數千名患者減少背部與頸部疼痛，並防止再次疼痛復發。完整的背痛自救計劃內容包含九項促進脊椎健康的策略，能夠處理導致背部問題的身體、心理及情緒因素。本書提供給你強化背部與使脊椎柔韌所需之工具。因為我特別著重背痛的心理與情緒原因及其影響，這也幫助了我的患者建立信心與力量來克服背痛。

我已經看到太多患者因背痛而無法正常生活，他們的活動受限，而且很難睡得安穩。急性或慢性疼痛造成的破壞會增加患者的壓力，加劇痛苦。幾乎無一例外，受背痛之苦的人都渴望——或想盡辦法——尋找不需要處方止痛藥或手術的緩解方式，而本書就是為此而設計。

若你和大多數人一樣，照顧愛車比照顧你的脊椎更用心，這並非好事，因為脊椎是健康的泉源。我知道在我們的文化中，照顧背部並不容易，你可能整天坐在辦公桌前工作，每日行程安排讓人感到緊張壓力，吃隨手可得的精緻加工食品，或難以睡個好覺，這些都有可能會造成背部疼痛。今日生活步調可能讓人較少注意到背部問題，但我希望我能提供給大家優良的選擇與工具，以助強化脊椎的健康，不受疼痛之苦。

大多數人一直到發現脊椎有問題時才意識到脊椎健康的重要性，其實脊椎問題在早期就有徵兆，如：

- 背部與頸部僵硬
- 姿勢不良
- 無法順暢做深呼吸
- 肌肉與關節長期緊繃
- 做動作時聽見頸部或背部發出聲響
- 頭部或腰部單側或兩側的活動度受限
- 頭痛、腰痛、關節或肌肉壓痛或痠痛
- 鞋跟磨損不均
- 走路外八
- 雙腿長度不均
- 睡眠品質差
- 經常感到疲勞

脊椎會在慢性症狀出現前，發出微小的警告訊號，任何一種徵兆都可能是脊椎失衡的症狀，可能會影響整體健康、活力與生活品質。

若脊椎錯位，可能會引發荷爾蒙失調、情緒變化、活力下降以及壓力反應。若你有以上症狀，是該採取行動了，你的脊椎需要你的關心。本書將協助你將脊椎恢復到最佳的健康狀態。

本書旨在保護與穩定你的脊椎，從脊椎強化到營養、從矯正姿勢到正念的力量，本書說明九項可用於緩解疼痛與治癒的策略。雖然我在科學期刊上發表過許多論文，也為教科書撰寫許多章節，但我仍然想讓三千一百萬隨時有背部問題的民眾，可以使用我的背痛自救計劃。

我的數千名患者已見證有效，我相信對你也會有相同效果。本書涵蓋改善脊椎健康與無需藥物或手術即可減輕背痛所需的一切知識。只要實施背痛自救計劃，讓脊椎健康獲得改善，你就會持續將這些內容活用，變成你的日常生活習慣。

肯．韓斯拉吉（Ken Hansraj），醫學博士

前言

若你也有背痛困擾：紓緩與治癒疼痛的建議方案

你正在翻閱這本書，那我猜你或你的家人朋友正受背痛所苦，但你並不孤單，背痛是國內常見的健康問題，僅次於一般感冒。我所說的背痛是廣義的背痛，意思是指整條脊椎的範圍，包含頸部。每五位國人其中有四位一生中可能受背部問題所苦，很遺憾的是一半以上的人可能忍受疼痛長達五年以上，世界各地的民眾也是如此。據資料估計，背部問題影響全球五億四千萬人，也是生理失能的主因。

我明白數據資料安慰的效果有限，雖然許多人跟你有相同的遭遇，或「能懂你的痛」，但只有你自己必須忍受疼痛，只有你自己要處理自己的健康狀況，才能不讓疼痛限制你。也許你已經忘了有彈性又柔軟的脊椎自由移動的感覺，健康的背部可以支撐動作沒有疼痛，當脊椎在正確位置時，不管是起床、上下樓梯或彎腰撿東西時，都能讓你活動靈活。本書是為了幫助你控制疼痛、減少發作，並預防未來發病的可能。

本書探討背部與頸部疼痛之原因及預防或補救的方法。我的建議不僅只限於身體上，也會談到你從未想過可能會造成背部問題的成因，也許你有發現到當你壓力大的時候，背痛好像就要發作，但你知道原因嗎？你知道要如何幫背部紓壓嗎？你知道如何不靠藥物紓緩急性背痛嗎？你知道哪種食物跟維他命可以降低肌肉神經發炎嗎？你知道一夜好眠可以如何改善你的狀況嗎？你知道如何調整心態面對背痛，擺脫不必要的自我強加限制嗎？這些問題都會在本書中解答。我的目標是為提供你免於手術的替代方法，以紓緩疼痛跟在疼痛消失後不再復發。此外，這些方法也都是脊椎手術後必要的復健。

本書分成兩個部分：第一部分說明背痛及頸部疼痛的知識，從觸發背痛的問題為何到成因解剖學，解釋背痛的成因與你從未意識到可能會對脊椎施壓的力量，如姿勢、服飾選擇、肥胖懶散及不良動作。本部分最後簡短介紹脊椎的解剖學與背痛的物理根源。

第二部分介紹給你所需的工具，我在一整個章節中說明九項紓緩背痛的策略，解釋每個策略的意義，並清楚說明如何將其融入日常生活。姿勢調整、呼吸、良好動作、強化脊椎及活動度、健康背部所需之營養及良好睡眠，都是我建議的重點。另外，透過冥想，也能帶來心理與情感上的正面態度與心靈平靜。

我將內容設計為給早起鳥兒及給夜貓子兩大類，因活力多寡不同，無法一法適用全體。例如，若你經常熬夜、早上無法早起，起床後簡短健身的機率應該很小。若你起床就充滿活力，持續一整天到晚上早早睡覺，那麼在晚餐前運動應該十分不容易。這兩種作息的建議要考量你在何時最有活力，遵循適合你的生理時鐘，正確使用本書建議並將其融入日常生活之中。

當然，你可以選擇任何適合你、配合你的日程或符合你心情的活動，例如若你早上壓力大，你可以在午休時進行冥想，讓自己從中恢復。若你的伴侶對你有所批評，你需要的可能就是正向思考。雖然我認為按照固定的時間表，更容易成為習慣，但人生中有許多不可預料的事，所以彈性也十分重要，重點是當你需要這些策略，你可以方便地使用，這樣一來，你知道你能依賴這些策略辦法。

本書是為了讓你意識到會對脊椎造成影響的事，當你注意到背部，你會發現你的想法、感受與行為是如何對脊椎健康有直接的影響。時常練習這九項策略，有助於改善導致背部與頸部疼痛的行為，並用可以減輕疼痛的生活習慣取代那些壞習慣，在最後一章，我會討論輔助療法，如針灸、瑜珈、皮拉提斯、草藥療法，你也可以試試看用這些方式提升脊椎的健康。

若這些聽起來很嚇人，我向你保證照顧背部是一件習慣成自然的事，就如同我的患者所經歷的一樣。我知道若計劃安排得太辛苦緊湊，患者不會長久持續下去，每天只需不到五十分鐘，而且不需要是連續的五十分鐘，所以不需挪出一大段你寶貴的時間。每個健身動作只需十分鐘，而伸展動作只要兩到三分鐘。許多練習，如矯正姿勢的伸展、深呼吸、正向思考練習，一次只需兩到三分鐘，而且不限地點。雖然我建議最好能安排行程，但這些簡單的小動作任何時間都可以做。

也許一開始你想專注在其中一項策略來解決你立即的需求，若你壓力很大，也許你可以從深呼吸跟正念冥想開始做起。若你因整天坐在電腦前工作，有肩頸疼痛，你可以從伸展肌肉紓緩疼痛開始，或者是腰部或背部疼痛，讓你不得一夜好眠，你可以多加觀察你的生理時鐘，改變你睡前的行為，也許可以改善睡眠。我想你懂我的意思，只要其中一項策略有效，你會想試試看其他的，這九項策略相互互補，所有的效果是累積加成的。我不想讓你覺得太有負擔、太辛苦，做出改變是需要投入心力的，你必須用自己的步調將這九項策略融入生活，一直持續下去，照護背部就成為自然，而你看到效果時，會讓你有更多動力。

背痛自救計劃是緩步遞增的，等適應之後，你可以慢慢增加強度，只要有看到好的效果你就會想持續下去。等疼痛完全消退，這九項策略會變成你的生活習慣，幫助你克服背部問題。這是根據我的經驗來說的，我已見證了我的患者擁抱新生活，你也可以。

向止痛藥說再見

二十幾歲的珍妮佛在自閉症中心工作當助手。一名重達九十公斤的學生不知道如何拿捏力道，導致珍妮佛的背部在互動時因此受傷，情況嚴重到必須開刀。她動了脊椎融合手術，但並不成功。心情沮喪低落的她來找我問診，說疼痛讓她感到虛弱，無法自理日常生活，必須依賴丈夫的照顧，幫她梳理或做家事，而她只能臥床不得動彈。接著她的體重直線上升，讓情況雪上加霜。

她來找我前已經看過了多位醫師，開給她許多處方藥，如維柯丁（Vicodin）或肌肉鬆弛劑來治療她的問題。事實上，在美國百分之七十受慢性疼痛所苦的患者，都會使用鴉片類的處方藥物。

不久後，珍妮佛的狀況不但沒有改善，還開始對這類藥物成癮。情況越來越糟，她幾乎動彈不得。後來她開始將藥物混著酒一起服用，但她很清楚她必須懸崖勒馬。

她帶著一袋藥品跟一瓶伏特加到醫師診間，跟我說她不想再依賴這兩樣東西，她想自己控制疼痛，但並不成功。

她到紐約脊椎外科暨復健醫學中心（New York Spine Surgery and Rehabilitation Medicine）來找我看診。她聽說過我對患者的全人療法，而我向她介紹了背痛自救計劃，因為她體重過重，首要任務就是要幫助她減至少十公斤，她的腹部有許多贅肉，腰圍有三十六吋，代表她的脊椎要多承受近二十公斤的重量。這麼說好了，這個重量就像四加侖的油漆、一大包狗飼料、一個輪胎，或十五英尺的獨木舟這麼重，而脊椎要承受這麼多的額外重量。

我鼓勵她每週減一公斤左右，半年到一年內就可以達成目標，她改變飲食，吃能止痛抗發炎的食物，而她的體重也開始下降。她變得更有活力，能夠走一小段路跟做瑜珈，到年底，她成功達成減重目標。

這項結果改變了她的人生，她感受到自己的進步，也更正面看待人生、更有自信能控制疼痛。接著，我們開始嘗試背痛自救計劃的不同策略：我建議她工作時，要時刻注意自己的動作，使用正確方式彎腰、提重、扭轉或拉伸，以減輕脊椎的負擔。我安排她做一些身體活動，像是散步、游泳，及騎室內腳踏車。

同時調整藥物，讓她不需依賴鴉片類藥物來控制疼痛，她很快回歸正軌，恢復學業繼續攻讀成為行為治療師。

許多我的患者跟珍妮佛一樣，毫不費力地就將這些策略融入自己的日常生活中。例如：一名中學女生因為書包太重傷了脊椎；一名上班族因時常到國外出差，長途飛行與高澱粉的飲食習慣讓他的脊椎不堪負荷；一名年輕媽媽在她懷孕時開始有背部問題，而在她的寶寶越長越後，要抱起寶寶讓她的背部疼痛越來越嚴重；還有一名時常整天要搬重包裹的郵局員工，他們都是背痛自救計劃的成功案例，我希望你也可以成為其中一員。

1

第一部分

關於背部與頸部疼痛，你該知道的事

第 1 章

我的背好痛

我的患者在敘述疼痛的時候，常常描述生動寫實，從輕微到嚴重的標準描述疼痛，他們說過多種形容詞：疼痛、灼痛、刺痛、抽痛、悶痛、麻痛、隱隱作痛、尖銳刺痛、持續疼痛、深層疼痛、明確疼痛、模糊疼痛、惱人疼痛、啃咬疼痛、痛到無力、痛及全身、痛到反胃、久痛不退、痛苦萬分、痛癢感、痠麻感、僵硬感、殘廢感、極度疼痛。每個人對疼痛的感受都不同。

背痛的發作也不盡相同。背痛可能是急性，也可能是慢慢累積，疼痛可能來來去去，或持久不退。重複性高的動作可能會讓疼痛慢慢累積，時間久了就越來越嚴重，椎間盤疾病時不時會發作，並且會變得越來越嚴重。提重、扭腰或以錯誤的方式彎腰，或突然劇烈的動作所造成的傷害，會立即引起劇烈疼痛。有時疼痛會在事故意外或受傷後數小時或數天才出現或加重。

疼痛以多種方式限制你的活動，許多人想要可以抱起他們的孫子、打一場網球、種植花草或徹夜跳舞，但當背痛開始影響每天會做的事，像綁鞋帶、提菜籃、跟狗狗玩丟接球，生活中的喜悅開始慢慢消退。疼痛對情緒帶來的影響，尤其是無情的慢性疼痛，是不容小覷的，受限制感令人十分沮喪。除了疼痛之外，很難將注意力集中在其他任何事情上，而這只會加劇痛苦。

「急性（acute）」與「慢性（chronic）」是指疼痛如何開始與疼痛持續的時間。急性背痛通常是由可知的傷害引起，突然的劇烈疼痛可能在幾天內消退，但也可能持續長達六週。第一次急性疼痛發作的強度可能十分強烈，痛到讓人立刻就醫，但漸漸地，我的患者學會如何處理急性疼痛，正如接下來的內容所述。除了痛到讓人想躺平的急性疼痛以外，慢性疼痛通常是慢慢累積，但可能越來越劇烈。慢性疼痛的定義是持續最少三個月或間歇疼痛超過半年，而慢性疼痛的原因可能不明。

持續疼痛卻不知原因會嚴重影響生活品質，我看過太多案例，當疼痛限制你的生活，如無法長途開車拜訪朋友家人、不能踢足球，甚至想坐在電影院裡上看部長片，都沒有辦法的時候，會有一種被剝奪的感覺，導致情緒低落跟沮喪。害怕疼痛加劇的恐懼讓你綁手綁腳，限制自己的活動，這只會徒增壓力，我看過太多因長期慢性疼痛嚴重影響情緒的案例。

我的臨床經驗讓我著重背痛的心理層面，找出治療疼痛與心理情緒的方法。我想讓你能夠控制疼痛而非讓疼痛控制你，背痛自救計劃能協助你解決助長疼痛的情緒與心理壓力。

我著重於情緒層面以助患者控制減輕疼痛，為了幫助你辨識與控制疼痛，首先要先檢視為急性或慢性疼痛。

急性背痛

急性背痛通常事出突然，疼痛劇烈但持續時間不長，通常是幾天到六週，大多急性背痛源自於肌肉受傷，或支撐腰椎或頸部的軟組織拉傷或扭傷，提重或重複性動作會造成背部與頸部肌肉的壓力，肌纖維過度拉長而撕裂，當這些軟組織受傷了，身體會自動進入修復狀態，因而產生發炎反應，這些機制的詳細資訊我將在接下來的章節詳述。發炎反應造成軟組織腫脹，而產生疼痛，受傷的肌肉可能會痙攣或僵硬，而疼痛可能從脊椎擴大到臀部、大腿或是膝蓋。有時民眾不知道膝蓋疼痛可能是因為背部受傷或是背部問題所引起，但只要適當的治療，這些疼痛是可以解決的。

然而，百分之二十受急性背痛所苦的患者，他們的情況持續超過一年，變成慢性疼痛，有些病患的疼痛長期不消退，使人行動不便。在急性背痛消退後啟動背痛自救計劃，能幫助你避免讓情況演變成慢性疼痛。

何時該就醫

急性疼痛相當劇烈，許多人會立刻就醫尋求治療。雖然急性疼痛的劇烈程度令人憂心，但這樣的情況並不代表受傷的嚴重程度。急性背痛通常會自行減緩，在一開始發作後，大部分的民眾會學著等待觀察，事實上背痛很少需要緊急醫療照護，但若有以下情形，請諮詢醫師：

- 孩童表示疼痛
- 疼痛逐漸加劇或雙腿疲軟無力
- 疼痛未減輕或加劇
- 疼痛干擾睡眠

- 無法站直
- 發燒
- 噁心反胃
- 大小便失禁

若你有以上情形，請立即就醫。

急性疼痛：避免彎腰、提重、扭腰、拉伸

急性背痛十分劇烈，疼痛感印象鮮明，你可能有過背痛到必須躺平的經驗，有些人會臥床休息，雖然你可能不想維持身體活動，但臥床休息並非解方。研究發現，臥床療養的病患感受更多疼痛，而且恢復期較久，而調整身體活動的病患則否。在稍作休息後，維持身體活動，同時小心避免觸發加劇疼痛的動作，會更快復原。逐漸增加活動度的極限能促進血液循環、幫助修復，釋放又稱作是天然止痛藥的腦內啡（endorphins）。

背痛發作時該怎麼辦

若你的背部突然感到劇烈疼痛，請立即停止所有動作，站直不動，不要做出刺激疼痛的動作，坐下來維持背部挺直看疼痛是否會趨緩或消失。

你可以試試看緩和的坐姿伸展（參見第 155 至 161 頁），來紓

緩背部痙攣或僵硬。若伸展時會痛，請立即停止，並平躺於地板或床上。

當有急性疼痛時，請避免：

- 過度彎腰
- 提超過兩公斤的重物
- 扭腰
- 拉伸

在一開始的前兩天，目標是要減少疼痛與紓緩肌肉痙攣，一開始你需要休息與冰敷。

- 若你覺得自己行動困難，可以有限度地臥床休息，「有限度」是指不要超過兩天沒有活動。許多證據指出維持身體活動而不臥床療養的背痛病患比臥床一週的病患更能維持背部活動度。其他研究也指出，臥床會加劇背部疼痛，導致次要併發症，如心情憂鬱、肌肉張力下降、腿部瘀血。
- 疼痛發作的前兩天，請反覆冰敷，在患處使用冰塊或冰敷袋可以減緩發炎與痠痛感。冰敷能促使血管收縮、消腫，也有止痛效果，另外也能降低發炎區塊的血液流動，以減少組織再創傷的風險，若你沒有冰敷袋，冷凍蔬菜包或以毛巾包裹冰塊敷於患處也可。
- 睡眠與平躺以減輕受損肌肉之壓力，也可以使用特殊枕頭或腰靠來降低背部壓力，若是沒有腰椎靠枕，可以將浴巾捲起來放到腰椎曲線的位置，避免趴睡，否則可能會讓背痛更加嚴重。
- 服用非處方、非類固醇消炎藥（NSAID），如布洛芬

（Ibuprofen）或萘普生（Naproxen）來減輕疼痛與腫脹。建議僅短期使用這樣的藥物，因為非類固醇消炎藥可能造成腸胃不適、增加某些民眾心臟病與中風的風險。你也可以服用乙醯胺酚（acetaminophen）止痛藥，雖然效果稍差但胃比較沒有負擔，劑量請務必與醫師討論，遵循醫囑。

疼痛發作兩天後，可以恢復到正常生活習慣，以促進修復。

- 從簡單的運動開始。一開始可以做緩和的伸展，再逐漸增加強度。
- 發炎消退後可以使用熱敷，反覆於患處熱敷能促進軟組織的柔軟度、肌肉的活動度，以及背部的整體功能。於患處熱敷能增加背部血液循環，血液能帶來幫助修復組織的養分。若你沒有熱敷袋，也可以將米飯裝進小袋子中，微波加熱後就變成自製熱敷袋了，也可以將熱水放入瓶子裡，或更簡單的方式是洗個熱水澡或泡澡。

運用這兩階段式的方法，大多數患者在兩週內能夠完全康復。

急性疼痛發作

四十五歲的電腦工程師傑克，正為一個大案子忙得不可開交。他每天坐在電腦前長達十二個小時，一天早上，他起身去開會，突然感受到右側下背有撕裂感，伴隨強烈疼痛，他的疼痛來得又快又急，痛得讓他立即就醫，我當天剛好有空，但他的核磁共振影像與 X 光看起來都在正常範圍內。

急性疼痛的患者在右側或左側下背感到拉傷、撕裂或喀喀作響，這種情況十分常見。這種疼痛通常是由小面關節功能失常引起，小面關節是脊椎的基石，關節活動的方式與髖關節及膝關節相同。尤其是運動員，需要在暖身的時候，增加小面關節的活動度，這些關節需要活動才能維持功能，若不動則會很痛，小面關節可說是菁英運動員力量與活動度的來源，特別照護小面關節有助於防止疼痛與受傷。

當民眾久坐不動，不能為脊椎關節提供活動時，起身坐下、行走、鋪床或園藝等活動，都會伴隨疼痛。小面關節構成椎間孔頂部，是神經的出口處，有神經分布，並具有稱為背側枝的內側分枝。當小面關節功能失常，便會引發神經痛。神經從小面關節處往腿部延伸，任何動作導致神經壓迫都可能引起部分發炎或疼痛，當久坐不動的人開始活動時，有時關節囊會撕裂導致局部疼痛。

我給傑克局部注射消炎藥與麻佳因（Marcaine）脊椎麻醉注射液，我按壓他的背部，輕柔地活動他的小面關節，他的疼痛立刻減輕一半，我建議輕度彎腰跟頂腰、服用消炎藥、使用熱敷墊及沖熱水澡。在兩週內，他就康復了。

慢性背痛

若背痛持續超過四到六週，就可以定義為慢性背痛。雖說慢性疼痛也可能很嚴重，但通常疼痛程度較緩，疼痛較為持久或灼痛，並可能伴隨麻痛感、刺痛感、僵硬或虛弱無力。慢性疼痛通常與脊關節、椎間盤或脊椎周邊肌肉有關，可能是骨頭、肌肉、韌帶、關節、神經或是脊髓受壓迫，或者有可能是疾病或是受傷的影響。疼痛可能伴隨任何其他健康狀況，背部受傷區塊的神經根透過神經末梢、脊髓向上傳送訊號到大腦，在大腦將其視為疼痛。

有時疼痛的根源完全找不到，過去有百分之八十五到九十的背痛患者不知道造成背痛的原因為何，現在，運用身體檢查、核磁共振影像、X 光片，我們可以更準確診斷。大部分的背痛患者並不知道疼痛的原因，在很多案例中，引發疼痛的傷害或狀況可能已完全治愈，但疼痛依然存在。儘管原本的問題是個謎或已經痊癒，但慢性疼痛是真實存在的。

慢性背痛背後的生物機制尚未完全清楚。簡單來說，我們認為將疼痛訊號從神經末梢透過脊髓傳遞到大腦的神經通路，可能變得十分敏感。在這種情況下，疼痛感可能更加頻繁、更加強烈。即使在受傷或疾病痊癒後，神經通路仍持續敏感，繼續向大腦發出訊號。這種疼痛可能比原本問題所產生的痛更為嚴重。

在身體層面上，長期缺乏活動會增加背痛，因為脊椎會變得僵硬、虛弱及造成身體不適。身體活動與運動可以促進治癒大多數的背部問題。與臥床及停止活動相比，有控制、漸進式的運動通常是治癒背部、減輕疼痛及預防未來問題的最佳長期解方。除了療養修復脊椎結構外，運動還能讓背部保持柔軟與強壯。同時，積極活動會刺激腦內啡的分泌，以提振精神，腦內啡是中樞神經系統與腦下垂體分泌讓人「感覺良好」的化學物質，可以緩解疼痛減輕壓力。

許多研究指出，活動受限通常會導致心理壓力，而這又會加劇疼痛，因此，慢性疼痛往往超出身體疼痛的領域。

滑坡效應：止痛藥與背部問題

六十三歲的吉兒是一名退休社工，患有慢性疲勞、焦慮、憂鬱及背痛。吉兒無法煮飯、打掃或是走路，她跟我說她聽過許多不同的診斷結果，她最新的大腦核磁共振影像顯示早期退化，這與健忘的症狀相互吻合。腰椎與頸椎的核磁共振影像與 X 光片顯示，脊椎有退化跡象但並無受壓迫。

從以前到現在，她動過五次頸背部手術，二十五年來，她每天服用一百毫克疼始康定（OxyContin）。搬到紐約之後，她四處尋找新的醫師，她請我幫她開止痛麻醉藥的處方，但她聽過、看過關於疼始康定這種藥的副作用，所以其實她很想戒掉這個藥。

我跟她解釋說每天一百毫克止痛麻醉藥是非常大的劑量，而且持續二十五年，總共超過五十萬毫克的劑量，當然會藥物成癮，我告訴她，大多數鴉片類藥物都是在肝臟中藉由 CYP2D6 或 CYP3A4 酵素系統代謝的。這些系統積極代謝這樣的藥物，改變了藥物的效力與效果，病患則需要越來越大的劑量。

我跟吉兒說慢性疼痛與憂鬱是密不可分的。對纖維肌痛、狼瘡、關節炎與類風濕性關節炎的科學研究表示，有更多負面情緒的人也感到更多疼痛。這些人患有憂鬱症、背痛或其他情緒問題的機率更高。我推薦對吉兒做密集的心理治療，精神科醫師可以透過談話療法及抗憂鬱藥治療她的狀況。隨著憂鬱症減輕，背痛也減緩了。

一年後，吉兒每天服用八十毫克的止痛藥，是慢性疼痛管理專家開的處方。她現在服用非類固醇消炎藥、乙醯胺酚及加巴噴丁類藥物（gabapentinoids），這些都是嘗試緩解背痛的非麻醉藥。她的精神科醫師開的抗憂鬱藥，幫助她振作精神，她說她的背痛減輕了百分之二十五。她最喜歡水中療法，因為在水中可以做更多運動，而且在水中不必負擔自身體重。吉兒對針灸反應良好，針灸可以減輕疼痛並改善情緒，而在她冥想時，她感到更踏實、更平靜。

慢性背痛往往導致長期使用止痛麻醉藥。止痛藥成癮是複雜且難以根除的問題。多種治療方法是必要的。這個故事中所述的方法使患者更快樂，減輕背痛，但她仍需要高劑量止痛藥。

對止痛藥的依賴十分常見。我們醫師需要儘早確定治療方案，結合背痛自救計劃中的策略，以幫助病患減少對止痛藥的依賴。我們可以協助病患停止依賴鴉片類藥物，或在一開始就阻止藥物依賴的發生。

慢性背痛與情緒的關聯

對於許多人來說，背痛時不時出現，持續幾天，然後就消失了。知道疼痛會消退，大多數人學會如何處理疼痛。然而，慢性疼痛十分無情，可能持續久痛不止或是疼痛定期出現，我見過慢性背痛對患者的生活造成怎樣的破壞，疼痛會影響患者的情緒、注意力、記憶力、食慾與睡眠。對於許多人來說，處理疼痛所造成的精神壓力似乎與疼痛本身一樣嚴重，他們感到沮喪、焦慮與易怒，同時也感到失控，這種心態加劇了痛苦。

事實上，處理壓力的難度越大，就越有可能感到痛苦。感到疼痛時，你可能會覺得壓力大與焦慮。若無法應對壓力，肌肉就會緊張，這只會加劇疼痛感。情緒與身體痛苦的循環就此展開。

有些人因為害怕讓情況變得更糟，因此開始將背部問題視為失能，恐懼導致他們對身體活動有了心理障礙，懷疑自己是否有能力活動，並擔心過多的運動會進一步傷害背部，加劇痛苦。減少身體活動很容易讓自己的預言成真，這不僅僅是沒有意識到伸展與運動對身體的好處，若你一直預期最糟的狀況發生，疼痛就會更糟。這種消極的看法會擾亂大腦的化學反應，讓你痛苦萬分。

在背部出現問題時，大腦中的疼痛敏感迴路會活躍起來。疼痛若持續不退，活動就會從疼痛迴路切換到情緒迴路。疼痛與情緒密不可分，這就是為什麼感到疼痛時，你可能會變得易怒，情緒起伏很大。若是慢性疼痛，身體與情緒上的疼痛可能存在於幾乎相同的中樞神經系統迴路中。複雜大腦系統可能會增加疼痛的意識，同時降低對疼痛的耐受性，而這是你最不樂見的狀況。

疼痛可能改變你的大腦，如背部受傷時，疼痛會向大腦發出求救訊號，讓身體做好「戰鬥或逃跑（fight-or- flight）」的準備。在緊急狀況下，大腦會根據感知到的威脅產生物理與化學變化，並引發身體一系列的變化，如心跳加速、增加肌肉的血流量，以及其他壓力反應，讓你做好逃生準備或是面對。若疼痛是暫時的，身體通常會解決這些變化，恢復正常。慢性疼痛會延長這些全身性與化學性的大腦變化，這可能對身體有害，導致心理變化，久而久之，這些變化會影響大腦的運作方式，讓行為產生變化。

許多研究顯示，慢性背痛與心理健康障礙之間存在關聯。一項研究發現，受慢性背痛所苦的患者出現憂鬱、焦慮、藥物濫用與睡眠不足的可能性，高出沒有背痛的人兩倍之多。另一項超過十萬名參與者的研究發現，慢性背痛與心理情緒障礙之間的關係是雙向的，是連續的循環。

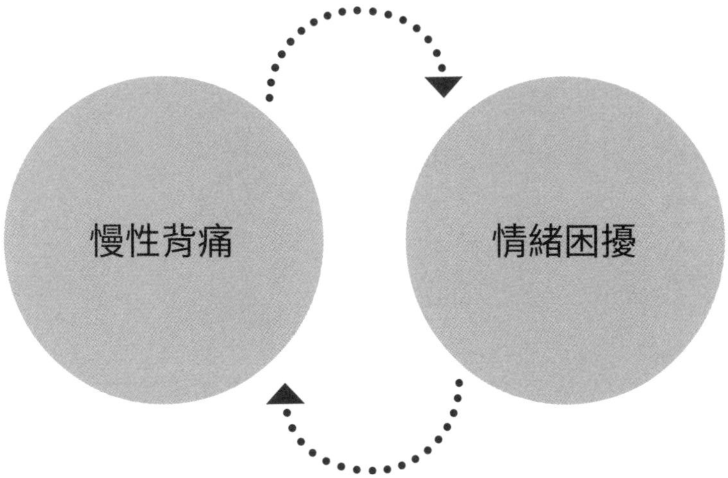

更詳細地說，研究顯示慢性背痛是憂鬱症的危險因子，反之亦然。患有慢性背痛的參與者同時患有憂鬱症的機率是沒有疼痛者的六倍；相反地，後來被診斷患有憂鬱症但無痛者，患慢性背痛的機率是沒有憂鬱症者的三倍。這項研究也發現，憂鬱症的發生率隨著疼痛的嚴重程度而增加。簡而言之，慢性背痛會引發情緒反應，加劇疼痛，引發身體與心理痛苦的循環。然而，將背痛自救計劃的九項策略融入日常生活，是打破這種循環或預防的最佳辦法。

為了深入了解每日行為如何影響背部，下一章將探討導致背部問題的常見因素，其中大部分都在你的控制之中。當你理解引起疼痛的生理與心理因素，就能採取最佳解方。

第 2 章

背痛的成因

有許多事情可能導致背部問題，其中有些可能是你從未想過的。姿勢不良是造成背痛最基本的成因，因為不良姿勢會造成脊椎的額外壓力，而脊椎必須吸收這些壓力，若你呈現拱背，頭部往前伸的姿勢，這樣的動作會導致脊椎的壓力，損害脊椎。

如你所知，情緒或身體上的壓力都可能造成背部問題，像是提重物、推拉，或重複性高的動作，都可能提高受傷或造成背痛的風險，不良姿勢可能會導致受傷。

你可能已經明白整天彎著腰坐在電腦前或長途駕駛可能跟身體勞動一樣會造成背部問題。「久坐病」已經是廣為人知的健康問題，久坐不動會使腰部疼痛，但一直活動也不見得是最佳解方。慢跑、籃球、橄欖球與足球等高強度運動，或網球、高爾夫與滑雪等，需要扭腰及轉身的運動，會給脊椎帶來壓力，導致背部問題。

此外，某些身體特徵會增加發展為背部疼痛的機率，如體重過重、懷孕、身材高大、吸菸或胸部豐滿，都有可能出現背痛。時尚穿衣風格也可能對背部造成傷害，某些服飾風格更是會長期對脊椎造成傷害。我的目標是希望你能認識跟背部問題相關的行為與選擇。

姿勢——背痛的主因

良好姿勢對脊椎健康至關重要，除了改善外表，良好姿勢好處多多。當身體維持良好姿勢時，脊椎由適當的肌肉力量支撐對抗地心引力，減少連結脊椎的韌帶壓力，幫助減低受傷的風險，良好的姿勢讓肌肉與韌帶在承受最小的壓力下，支撐整條脊椎，這樣一來，肌肉可以更有效率的運作，避免緊繃與疲乏，能夠轉化成更多能量。

我認為良好姿勢是耳朵與肩膀對齊，肩胛後收，利用想像練習可以幫助你達到最完美的姿勢。

完美姿勢

利用想像練習可以改善姿勢，想像有一條直線從天花板垂直穿過你的耳朵、肩膀、髖部、膝蓋、腳踝，一直到地板。

為確保姿勢良好，想像一條線從頭頂往上拉，把你拉高的感覺，保持背部穩定，想像頭部往天花板延伸，但不要踮腳，把胸腔跟骨盆之間的距離拉開。

這樣的站姿是不是讓你更舒服一些呢？這樣做深呼吸是不是比較容易呢？

每天可以停下手邊工作，感受一下自己的姿勢，若你有點駝背，記得：耳朵與肩膀對齊，肩胛後收。

良好的坐姿取決於身高、座椅及在坐姿狀態下正在做什麼動作。良好的坐姿是雙腳貼地，肩膀放鬆，背部靠在椅背上，若無法完全貼合，可以使用抱枕或靠墊支撐下背。翹腳、重心放在單側或是背部靠著椅背但臀部太過往前所造成的過度彎曲，都對脊椎有不良影響，並請避免將重心只放在身體單側。

維持良好姿勢不僅只對身體有好處，研究顯示不良姿勢與疲累有關，同時研究也發現，輕度到中度的憂鬱症患者若能保持坐姿端正，肩背挺直，思緒就會更加清晰，焦慮感也能降低。另一研究發現，駝背者比姿勢良好者在走路時心情感到更加低落，但當姿勢矯正之後，他們的外觀看起來更加正面，精神狀態也更好了。其他研究則顯示，對於未感到心情低落的民眾，良好姿勢能增進自信，讓心情變得更好。你已明白慢性背痛與憂鬱焦慮的關係，理解良好姿勢能幫助你提振精神、改善心情，這足以說服你矯正姿勢。

當你明白坐姿跟站姿對疼痛的影響程度，矯正姿勢應該放在最優先，只要矯正站姿就可以減輕或避免背痛，第四章提供許多矯正常見錯誤姿勢的練習，你也可以試試看。

壓力與頸背部疼痛

現代生活中壓力無可避免，若你被擔憂與壓力壓垮了，不只對情緒上有影響，身體上也是。如前一章所述，壓力大時身體會自然呈現緊繃狀態，心跳加速、呼吸急促，肌肉也隨之緊縮，通常頸部、肩部及背部的肌肉張力變大，要是這些部位長期緊繃則會造成背痛。

在壓力很大的情形下，如交期很趕或財務困難，都可能觸發「戰鬥或逃跑」的本能反應，而你的身體會經歷一系列的改變以助你生存或逃離危險。為保護自己不受傷，大量的能量會湧入能保護自己的身體部位，本能反應會觸發一系列的賀爾蒙，如腎上腺素、皮質醇及生理變化，協助抵禦威脅或逃往安全的地方。感到恐懼或擔憂時，肌肉會緊繃，心跳會加速，血壓會上升，呼吸會變得急促以增加血液中的含氧量。在皮膚表層的血液會減少以降低流血的可能，而血液則會流到肌肉、腦部、腿部、雙臂，在「戰鬥或逃跑」的情況下，提供足夠能量，同時免疫、消化及癒合系統都受到壓抑，以確保在緊急狀況下能量的供給。「戰鬥或逃跑」的本能反應對我來說是一大啟發，身體對威脅的立即協調反應，其速度與複雜程度都十分驚人。

若你長期壓力大，身體會啟動「戰鬥或逃跑」的反應來應對不會危及生命的壓力來源，如工作壓力、婚姻問題、塞車，或甚至忘記買某樣東西。雖然身體不是對生理威脅有反應，但心理壓力不斷啟動緊急反應，長期處在這樣的模式之下，對身體跟心理都有長遠的影響。研究發現，長期壓力會造成高血壓與焦慮、憂鬱或成癮所引起的腦部病變。又稱壓力賀爾蒙的皮質醇大量分泌，會導致肌肉量下降與脂肪堆積，而這些對背部都不是好事。

壓力與頸部疼痛

由 Statista.com 發起的問卷調查顯示，壓力是公認造成頸部及背部疼痛的首要因素，頸部肌肉緊繃可能導致痠痛及頭痛，若姿勢不良，頸部肌肉則會更加勞累，慢性頸部疼痛會造成疲乏、憂鬱、易怒，而這些反應又會增加壓力與疼痛。

壓力與背部中段疼痛

背部中段疼痛是由呼吸相關的肌肉引起，也就是胸肌與肩部肌肉，當你感到壓力時，呼吸模式會變得更加急促短淺，雙肩會上抬，這樣的改變會造成緊繃，最終引發背部中段疼痛。

壓力與下背痛

下背部的肌肉會影響柔軟度與姿勢，我注意到許多患者在壓力大的時候，變得更久坐不動，也不做伸展來放鬆肌肉，這樣肯定會造成下背痛。當你被工作淹沒，花好幾個小時坐在電腦前，或是整天追劇，這都可能讓你的脊椎及下背肌肉緊繃。

壓力與背痛的關係是身心密不可分的例子，如同你在第二部分讀到的內容，背痛自救計劃提供許多策略幫助你放鬆、暫停煩惱與提振精神。

缺乏活動與背痛

久坐與體態不佳會增加長期背痛的風險，久坐不動有更多不良影響，即科學家所說的「久坐病」，缺乏活動者容易患肥胖、糖尿病與高風險的心血管疾病。

經常活動身體好處多多，簡單來說，活動身體對背部與整體健康都有好處。若你受背痛所苦，活動可以促進血液流動到患處，減少發炎與肌肉張力。活動也能讓你維持柔軟度與平衡，以及改善姿勢。定期運動可以減輕壓力對身體的有害影響，如促進血液循環、改善睡眠、增加肌肉量，所有這些都有助於維持脊椎健康，負重運動也能強化骨骼。

保持活動能讓你看起來更好、感覺更好，而且也會更加樂觀。運動有助於緩解憂鬱與焦慮，增加幸福感。理解到這些好處，讓適度運動成為像刷牙一樣的習慣，才是正確之道。

我的主要目標之一就是鼓勵你多活動，本書提供小技巧，讓你如何在沒有疼痛的情況下提高活動量，我深信這麼做，你會獲益良多。

背痛的其他因素

有些身體特徵可能使你容易出現背部問題，如體重過重、胸部豐滿、懷孕、身高過高，都可能影響脊椎，吸菸除了對健康有害以外，也可能加劇背痛。另外，也許你不曾想過，但穿著服飾也可能直接影響到脊椎健康。

肥胖與脊椎

我最新的研究主要包含肥胖，尤其是腹部贅肉，與脊椎問題的關聯性。在美國，超過三分之二的成人（約兩億兩千多萬人）體重過重或肥胖，而孩童肥胖者則有一千三百七十萬。自二〇一六年起，全世界有十九億名成人體重過重或肥胖。民眾現在知道肥胖對健康有害，過多的腹部贅肉可能與糖尿病、心臟病或代謝症候群有關，而媒體也大肆報導這個難以否認的事實。然而，幾乎沒有人討論體重過重與背痛的關係，我的研究發現，腹部過多的重量帶給脊椎額外壓力的程度十分驚人，腹部肥胖所產生的壓力十分巨大，當腰圍增加時，脊椎的壓力也隨之上升，重量越重，脊椎所承受的壓力也隨之增加，結果就是導致背痛。由於肥胖十分常見，這也難怪這麼多人受背痛之苦。

腹部脂肪對脊椎的影響

如下表所示，我的研究使用男性與女性的腰圍來計算腹部脂肪對脊椎的壓力。該表顯示不同腰圍尺寸所施加的額外壓力重量。也許數字太過於抽象，無法體會其重量感，我添加一欄來說明相當於該重量的常見物品。

男性

以男性而言，根據我們的測量，腹部脂肪對腰椎產生的壓力大小在一到五十公斤之間。

腰圍	加壓重量	相當於該重量的常見物品
25 吋	1.3 公斤	蒸氣熨斗
30 吋	5.3 公斤	一加侖的油漆
34 吋	10 公斤	大鐵鎚
36 吋	12.5 公斤	兩歲的幼童
40 吋	17.4 公斤	小型快艇馬達
45 吋	23.6 公斤	價值一千美元的二十五分硬幣
50 吋	29.8 公斤	五十八本精裝書

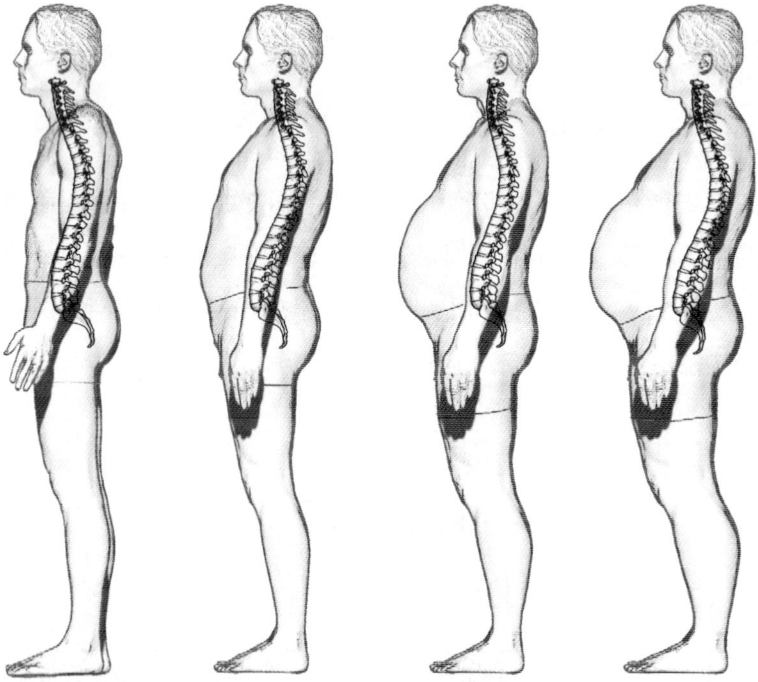

腹部重量對男性脊椎的影響
（腰圍單位：英吋）

女性

以女性而言，根據我們的測量，腹部脂肪對腰椎產生的壓力大小在二到七十七公斤之間。

腰圍	加壓重量	相當於該重量的常見物品
25 吋	2.2 公斤	二十條奶油
28 吋	6.7 公斤	壓力鍋

30 吋	11.7 公斤	兩顆保齡球
32 吋	15 公斤	二十打雞蛋
34 吋	18.4 公斤	四加侖的油漆
36 吋	21.7 公斤	一個單人床墊
40 吋	26.7 公斤	一名九歲兒童
45 吋	40 公斤	十六個磚塊
50 吋	43.3 公斤	一張嬰兒床
55 吋	51.6 公斤	六十吋液晶電視

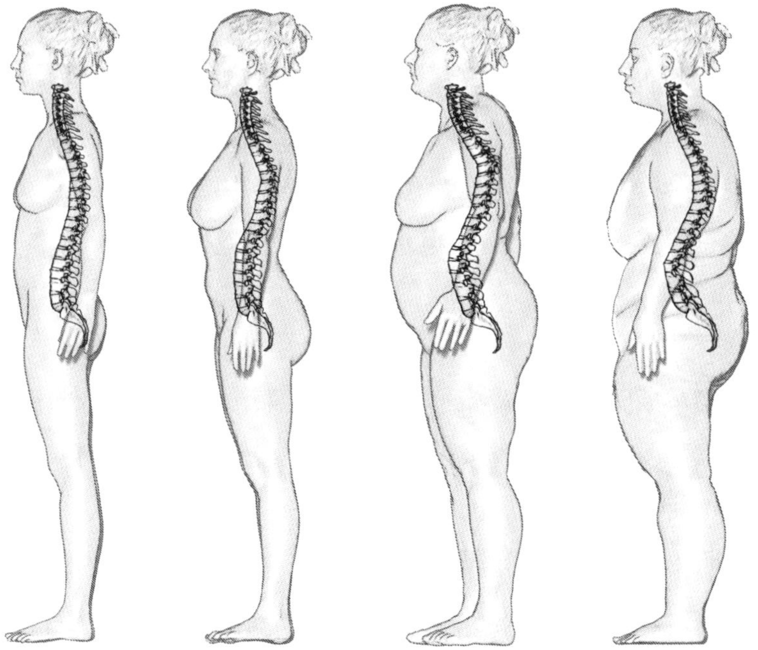

25 吋腰圍承受
2.2 公斤的壓力

40 吋腰圍承受
26.7 公斤的壓力

50 吋的腰圍承受
43.3 公斤的壓力

70 吋的腰圍承受
77.1 公斤的壓力

腹部重量對女性脊椎的影響
(腰圍單位：英吋)

為了正確看待這些數字，必須想像舉起這麼大的重量是什麼感覺，腰部承受的壓力不容小覷。若你是腰圍三十八吋的男性，腹部贅肉的重量等於在脊椎施加十三公斤重的壓力；若你是腰圍三十六吋的女性，脊椎約承受二十一公斤的壓力。想像整天拿著近二十五公斤的啞鈴行走，這個重量等於一大包狗飼料、六加侖的水、兩塊空心磚，或如表格所示，一張單人床，承受這麼多重量不只會讓你感到疲累，也會造成背部磨損。

脊椎是用來支撐身體重量的，當你過重時，脊椎必須概括承受，因此可能導致損傷，尤其是下背，更容易受到肥胖的負面影響。此外，腹部脂肪會導致不良姿勢，過多重量堆積在腹部可能造成脊椎曲線改變，重量壓迫在脊椎之間可吸震的椎間盤，可能會導致椎間盤脫水、突出、擠壓，或者對椎間孔中的神經產生壓力。此外，承受額外重量會拉傷支撐背部的肌肉與韌帶，代表會產生疼痛。

懷孕

在懷孕期間產生的背痛十分常見，當體重上升時，身體重心隨著寶寶變大而改變，肚子越來越大自然會往後傾，以免跌倒。這樣姿勢的改變可能會拉傷下背肌肉。

同時，賀爾蒙會放鬆髖部關節的韌帶，以準備生產，這樣的改變可能影響背部的支撐力。

懷孕時特別意識自己的姿勢尤為重要，站直挺背但不過度伸直膝蓋，站立時，採舒適、寬闊的雙腳間距以獲最佳支撐。若一定要長時間站立，記得要經常休息。

為避免往前傾倒，建議穿著給予足弓最多支撐的低跟鞋，穿高跟鞋可能改變你的平衡重心，造成跌倒，因此不建議。有些懷孕媽媽覺得使用托腹帶有幫助，但尚未有研究證實。

重心改變

來自非洲的艾琳懷孕三十週，患有嚴重的坐骨神經痛。婦產科醫師請我協助診療。她的疼痛劇烈到幾乎無法走路。我為她制定了計劃，可以讓任何孕婦在整個懷孕期間讓脊椎維持在最佳狀態。

我告訴她活動是必要的，就算是走一小段路也能幫助減緩疼痛，我教她做一些簡單的運動，讓她邊走邊做：收緊腹部肌肉維持幾秒後再放鬆。這麼做可以強化腹肌，提供下背更多的穩定力。

我也建議她把高跟鞋換成舒適有支撐力的鞋子，因為肚子越來越大，重心自然會轉變，再加上下背承受額外的壓力，穿高跟鞋對孕婦來說，風險太高。

接著，我著手處理她的姿勢，在懷孕期間維持良好姿勢，尤為重要。懷孕婦女因為重心改變，在第二孕期會調整站姿，我建議她盡量站直，但不過度往後傾，以避免給脊椎增添太多壓力，到懷孕後期她越來越沒辦法站直，我建議她使用「骨盆帶」，以穩定薦髂關節，降低骨盆與下背疼痛。

在懷孕期間必須意識到呼吸練習，尤其是拉梅茲呼吸法，我建議她試著做深度的腹式呼吸。有意識的深呼吸練習可以移動脊神經、脊椎關節，有助於維持脊椎活動度。

根據我的背痛自救計劃，我建議她試試看正念冥想，以減輕壓力並增加幸福感。我解釋說冥想可以讓她保持專注並增強她與寶寶的連結。

我問她是否有睡眠困難，她笑說她已不記得一夜好眠的感覺是什麼了，我建議她側睡，這樣對她的脊椎壓力最小，我告訴她特殊的孕婦枕能有效支撐脊椎，在睡覺時減少脊椎的張力。

我們討論了她在懷孕前的活動程度，為她設計出最適合孕期的運動計劃，除了走路以外，我建議她做水中運動，因為在水中不需承受自身重量，對孕婦來說，是十分合適的運動。水中運動不會對脊椎造成額外壓力。

當然，伸展也能紓緩肌肉張力，我教她一些伸展運動，以紓緩僵硬或痠痛，我也同時強調不要過度伸展，這對孕婦來說十分常見，因為在孕期分泌的鬆弛素會幫助子宮擴張，放鬆骨盆與身體其他部位的結締組織。

她也可以試試看孕婦瑜珈，有些瑜珈動作能幫助孕婦與寶寶放鬆，但我也告誡她，記得一定要以自體感覺為主，不要勉強自己一定要做出某個動作，還有在恢復姿勢時要盡量輕柔。我推薦她一些對孕婦安全有效的瑜珈姿勢：坐姿身體兩側伸展（參見第 156 頁）、坐姿屈體前伸（參見第 155 頁）、坐姿扭轉（參見第 157 頁）、貓牛式（參見第 180 頁）、改良版下犬式（參見 158 頁）。

艾琳很感謝我幫忙處理因懷孕造成的坐骨神經痛，她也很努力的做這些運動。最後，她的疼痛紓緩了，生了個強壯的男寶寶，母嬰都十分健康，艾琳現已不受坐骨神經痛之苦，是活力四射的媽媽，享受孩子帶來的幸福。

身高

身高過高可能導致背痛，也可能導致姿勢功能障礙與肌肉失衡。若你比周圍的人都還要高，你在與其他人講話時，一定時常彎下腰，坐在電腦前也會駝背，坐姿會呈現頭部往前與圓肩，極可能造成背痛。這樣的坐姿會過度伸展脊椎韌帶，造成椎間盤緊繃。

飛機、體育館或劇場的座椅都不是為了高個子設計的，腿部前置空間過小，如果可以的話，最好選擇靠走道的座位。坐在車裡，尤其是後座也可能造成問題，因為長時間坐在狹小的空間中對脊椎有害。

重申一次：良好姿勢是紓緩背痛的關鍵。

吸菸

若你有吸菸的習慣，我有另一個好理由讓你戒菸。吸菸增加慢性疼痛的發生率，一方面，吸菸者時常咳嗽，而咳嗽可能會使背部受傷，造成肌肉拉傷或椎間盤突出。

尼古丁會限制血液流向脊椎之間作為緩衝的椎間盤，血流量減少會導致脊椎退化，雖然尼古丁有止痛效果，但它也是血管收縮劑，使血管變窄。當血流量減少時，癒合機制會因可用的氧氣較少而受損。脊椎由許多骨頭構成，骨頭需要足夠的血液、水與氧氣供應，才能維持健康。

此外，尼古丁會減少鈣的吸收，抑制骨骼新生。吸菸與患骨質疏鬆症有直接相關，吸菸者的骨頭變得脆弱，容易骨折，由於鈣的吸收減少，骨頭癒合速度會變慢。

胸部豐滿

乳房的重量會對脊椎造成額外壓力，如腹部贅肉一般。胸部太過豐滿對於維持良好姿勢有些困難，例如無法完全站直，可能是往前傾或駝背，都會讓脊椎失去平衡。當然，穿著支撐力良好的胸罩十分重要，將姿勢練習與矯正（參見第 99 至 105 頁）作為日常生活習慣，將對脊椎有益、減輕疼痛。

時尚的危險

我並非時尚專家，但我知道特定的服飾會造成背部受傷。雖然追求高雅風格並沒有什麼錯，但我想讓你意識到服飾選擇會如何影響背部。女裝種類繁多，但許多風格與服飾可能會導致疼痛，如以下討論所示。

高跟鞋

我不會預期女性僅僅為了以防萬一而放棄高跟鞋。我理解為什麼女性願意繼續穿高跟鞋的原因，時尚的細高跟鞋（或木屐鞋、厚底鞋、楔形鞋——任何一種高跟鞋）不僅能增加身高，還能讓雙腿看起來更勻稱。我的許多病患堅持穿很高的高跟鞋，直到身體撐不下去了。有些時候，他們的腳與背部會感到非常疼痛，以至於幾乎無法穿著高跟鞋行走。只要一些調整就可以保護背部，增強穿高跟鞋的能力。

穿著四吋高的跟鞋會造成背部許多危害，尤其是長時間穿著。穿高跟鞋行走會改變你的姿勢，位在小腿後面的阿基里斯腱會變短變緊，長期穿著高跟鞋會讓阿基里斯腱永久縮短，當改穿平底鞋時，肌腱被迫伸展，可能造成發炎與疼痛。

高跟鞋會造成骨盆前傾，導致下背的脊椎曲線過度彎曲，又稱腰椎前凸。下背的脊椎曲線越彎，臀部看起來會更往上翹，肚子前凸。雖然這樣的曲線許多人認為好看，但這讓下背神經承受許多張力。

我知道我無法說服某些女性放棄高跟鞋，但是有很多漂亮的鞋子，鞋跟高度不超過兩英吋。不要再穿四吋高跟鞋了，如果一定要的話，記得不要長時間穿著，也許可以晚上出門的時候穿，但不要整天都穿，這樣對你的背部是有好處的。

緊身牛仔褲

穿著緊身牛仔褲時，髖部與腿部會極度受限，導致走路姿勢變形。也因為動作受到限制，吸震能力下降，關節壓力增加，特別是膝蓋、臀部與下背區域。

你可以穿著稍微寬鬆一點但仍然合身的牛仔褲，時尚趨勢確實正朝這個方向發展，最好的折衷方式是在需要大量走路時，不要穿緊身牛仔褲。

繞頸上衣

不管繞頸上衣多好看，都會造成頸部前伸，導致上背與肩膀承受不必要的張力，尤其是胸部豐滿的女性，這會增加頸部額外的壓力。因此，穿著支撐力良好的無肩帶內衣能降低肩膀承受的壓力。

鉛筆裙

鉛筆裙受女性歡迎因為能凸顯曲線，但問題是鉛筆裙的剪裁設計會讓雙膝夾緊，限制正常動作。在彎腰或走路時，鉛筆裙會造成髖部與下背不自然的張力，長久累積下來，會導致椎間盤與肌肉問題。

若你的工作是長時間坐著，也許鉛筆裙還可以接受，但在活動量較大的時候，應該選擇穿著其他種類的服飾。另一個解決方式是選擇彈性較佳的材質，讓正常動作不受限制。

塑身衣

購買塑身衣時，女性時常選錯尺寸，她們以為尺寸較小的塑身衣，塑身效果較佳，但尺寸太小會造成身體不舒適，最終導致背痛。太小的塑身衣會限制活動，對脊椎產生額外壓力，切記不要選擇尺寸過小的塑身衣，應該選擇最適合自己身形的尺寸。

過重的項鍊

戴過重的項鍊跟繞頸上衣有相同效果，過重的項鍊會使頭部前伸，增加上背與肩膀需要支撐的力量。若你依然想穿戴這樣的飾品，記得不要長時間穿戴，只在特殊場合穿戴即可。

側背包

雖然能解放雙手的側背包深受民眾喜愛，但也有一些壞處。把包包揹在單側肩膀上，會使脊椎承受的壓力分布不均。若每次習慣將包包揹在某側，會導致肌肉與關節的不對稱，而引發疼痛。

解決辦法很簡單，不要讓背包太重，或是雙肩輪流揹。若背帶夠長，應採斜背——揹帶在單側肩膀斜跨身體把包包放在身體另一側。斜揹的方式可以讓重量平均分布。

腰包也是另一選擇，許多有名的時尚設計師讓腰包重回主流，腰包尺寸不大，揹放位置十分靠近身體，這樣在關節與肌肉的壓力較少。佩戴腰包可以避免重量分配不均，同時避免側背包可能導致的肌肉痙攣。當然，切記腰包也不能太重，否則將造成下背緊繃。

過重的包包與公事包

揹很重的背包或是拿很重的公事包會影響姿勢，包包的重量會讓你往單邊傾斜，脊椎經常傾向單側會影響脊椎的排列，這樣的壓力會損害椎間盤、肌肉及韌帶。

包包裝太多東西有許多不良影響，因為脊椎承受的重量是物品重量的好多倍，包包裡一本書的重量可能等於你的脊椎承受七本書的重量。

不要使用細揹帶或細把手的包包，寬揹帶能讓重量平均分布給許多肌肉，這樣一來，可以減輕脊椎及頸部所承受的力量，重量較重、揹帶又細的包包會加壓陷到肌肉去，可能會阻礙血液流動。

時常整理包包，不要帶一些沒必要的東西，來減輕重量，若你上班必須帶著筆電跟許多充電器，也許不要都放在同一個公事包裡，可以分成兩個，平均分配重量。許多人喜歡揹後背包，但切記背包不要太重，若一定要帶這麼多東西，可以改成使用小型行李箱或推車。

後背包

無論年紀，大家都會揹後背包，尤其是學生、運動員及軍人。要是背包太重，在揹的時候，常常會往前傾，只是稍微前傾二十度就會大幅增加脊椎的壓力。

有些人常常只用單邊的揹帶，使用雙邊揹帶仍會對脊椎與雙肩施加壓力，但至少這個力量是平均分布的，記得在使用後背包時，一定要用雙邊揹帶。

根據經驗法則，後背包的重量不應超過自身體重的百分之十，若你體重是六十三公斤，背包則不應超過六點三公斤。越來越多的孩童受背痛之苦，上學時要揹教科書、筆記本、學校用具、午餐便當，很容易就超重。我建議使用附有輪子的包包，以避免背痛。畢竟現在，沒有人有理由要自己揹這麼多重量在身上。

減輕負擔

十五歲的伊莎貝拉受背痛之苦，尤其是向後彎，在做運動、揹後背包或提任何東西時，都會造成疼痛，她想在暑假時當背包客，這樣她必須揹著十八公斤的背包，核磁共振影像與 X 光檢查顯示脊椎正常，但上背部的曲線略彎，稱為胸椎後凸（kyphosis）。

我給她設計了六個月的計劃，讓她準備好接受接下來的挑戰，我跟物理治療師一起合作，教她正確姿勢的原則與強化脊椎，物理治療師訓練她維持良好姿勢，以助脊椎與骨盆擺放在正確的位置，此外，物理治療師也教她一些小技巧，如前彎、伸展與側彎，來活動小面關節。我們的目標是緩解短期疼痛，並透過改善脊椎的活動度，來恢復無痛運動。

她學會骨盆穩定運動，以強化下背與骨盆肌肉，這些肌肉是用來支撐脊椎，同時減少來自自身體重給予下背的壓力，在伊莎貝拉恢復全面的脊椎活動度後，她開始訓練脊椎與腹部的核心肌群。

在六個月內，她的活動度大幅增加，肌肉量也是，我跟她說明我對後背包施加給脊椎壓力的研究，我說要揹著十八公斤重的背包，脊椎承受的壓力是背包重量的七倍，也就是一百二十六公斤，這還是在維持良好姿勢時所承受的重量，要是往前傾二十度，脊椎會承受十二倍的重量，也就是兩百一十六公斤，我請她務必盡量攜帶輕型的物品，只攜帶絕對必要的東西。

伊莎貝拉的旅行圓滿達成，她的脊椎活動度良好又健康，她可以享受當背包客與健行的樂趣，她也明白不要勉強，必要時請朋友幫忙。

開學後，她知道她必須使用雙邊揹帶、維持良好姿勢、減輕背包重量，或改用手拿書。

工具腰帶

穿戴工具腰帶於腰部或髖部也許讓你工作起來更有效率，工具腰帶可以讓你隨時拿到你要的工具，而雙手也不需拿著東西。可是裝滿工具的腰帶有二十五公斤這麼重，這樣可能會對下背與髖部造成很大的張力，若長時間配戴，會導致疲累、不舒服或嚴重下背疼痛。

為避免背痛產生，建議使用攜帶式工具箱或桶型工具包，也有新式工具腰帶特別設計可以避免背痛產生，許多產品都附有襯墊與吊帶，可以將重量均勻分布在肩膀與腰部之間。使用腰帶時，請排放好工具，使重量平均分布。當然，手頭工作不需要的工具就先不要帶在身上。

理解什麼會引發背痛是防止背痛再次發生的第一步。下一步則是理解簡單的解剖學，了解背部問題的物理機制。

第 3 章

脊椎構造與壽命

能夠想像出脊椎與理解脊椎的運作方式，能讓你了解為什麼背痛自救計劃所介紹的策略十分有效，本章說明脊椎神奇的構造與若脊椎不健康會發生什麼事。

大家經常忽略掉脊椎與大腦是構成中樞神經系統的元素，兩者都十分重要，所以受到骨頭的保護，頭骨保護大腦，而脊椎保護脊髓，大腦與脊髓之間的溝通控制你的身體活動。大腦透過脊髓指揮所有身體活動，脊髓負責將大腦訊息傳達到身體各個部位，你可以把整個流程想像成接力系統。

所有活動都是由脊椎啟動，脊椎有三大功能：

- 保護脊髓與神經根
- 支撐身體直挺姿勢與平衡
- 使身體靈活活動

若沒有健康的脊椎，日常活動就會變得困難與痛苦，若你無法坐正、前彎、撿東西、行走、扭腰或轉頭，這樣的生活你可以想像嗎？如此受限的活動度真的很難想像，很多時候我們把這些小動作視為理所當然。

脊椎是健康的泉源，這就是為什麼照護背部有多麼重要。良好的脊椎擺位對活動度跟靈活度有很大的影響，更重要的是，當脊椎錯位，大腦與身體的連結就受到阻礙，當連結受損時，就會影響身體功能。脊椎若不健康，可能導致賀爾蒙失調、偏頭痛、情緒起伏、活力低下、睡眠障礙、對壓力過度敏感等的問題。

力量之塔

脊柱是由三十三塊名為脊椎骨的骨頭堆疊而成，像是積木一般——共有一百二十塊肌肉、一百個關節、兩百二十條韌帶與三十一對神經同時運作，以維持站姿與活動。我喜歡把脊椎想成是「幸福的基石」。

簡單認識脊椎的結構能讓你更加理解它的多功能性，若你受不了解剖學，我保證我會用很多圖片說明，若你想知道造成背痛的原因，了解身體結構是必要的。

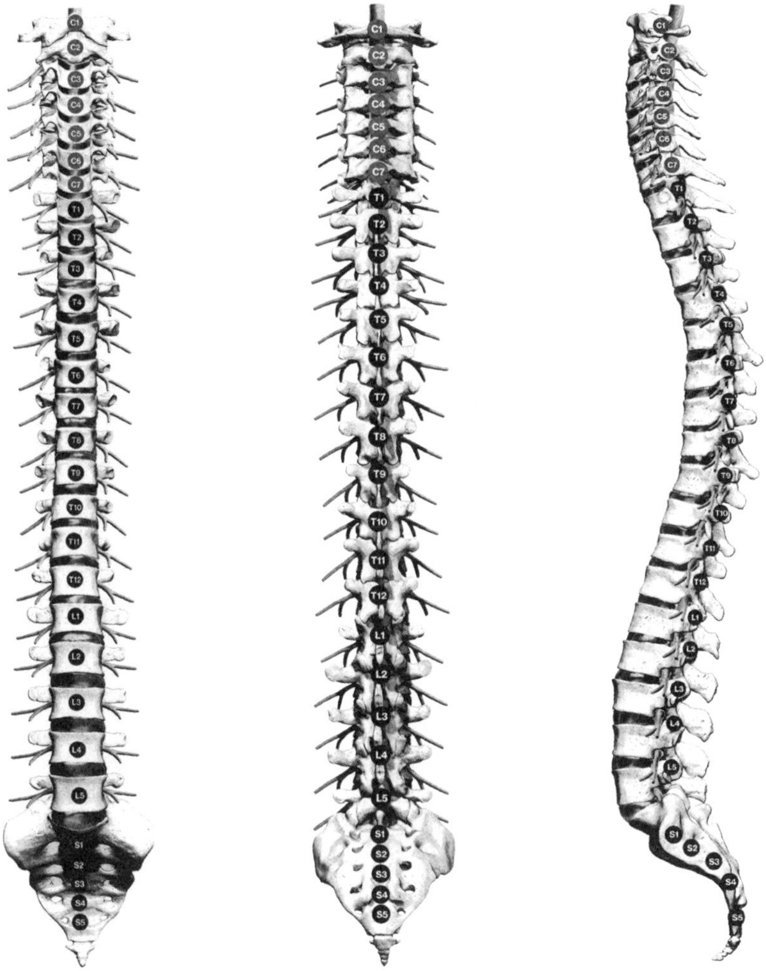

正面　　背面　　側面

脊椎的組成：

- 七塊頸椎骨（Cervical Vertebrae），稱頸部
- 十二塊胸椎骨（Thoracic Vertebrae），稱背部中段
- 五塊腰椎骨（Lumbar Vertebrae），稱下背
- 一塊薦椎（Sacrum），稱尾椎
- 一塊尾骨（Coccyx），稱遠端尾骨

如左圖所示，脊椎有五大區塊，自頸部延伸到臀部。右圖所示的側面圖顯示脊柱呈現 S 型曲線。

頸椎骨（頸部）：脊椎最上端，由七塊脊椎骨組成（C1-C7）頸椎可以做轉頭、點頭、頭部側擺。頸部呈現內彎或內凹之形狀，稱前凸曲線（lordotic curve）。頸椎與橫隔膜（呼吸）、肩膀、部分雙臂、食道與部分胸腔有關。

胸椎（背部中段）：胸腔與胸椎有十二塊脊椎骨（T1-T12），肋骨與胸骨連結，使這部位的脊椎活動度較低，背部中段的神經連結部分手臂、食道、氣管、心臟、肺部、肝臟、膽囊及小腸，這個部位的脊椎稍微後凸。

腰椎（下背）：由五塊脊椎骨（L1-L5）組成，腰椎支撐脊椎的上部，連結骨盆，下背承受自身體重與提重的壓力，這些重量是導致下背痛的原因。腰椎內彎，呈現內凹狀、前凸曲線，下背部的神經連結到腿部與腳部。

薦椎：成三角狀，連結髖部，當胚胎於子宮內成長時，五塊薦椎骨（S1-S5）已相融在一起。相融的脊椎骨是不動關節，薦椎與髖骨形成環狀，稱為骨盆帶（pelvic girdle）。薦椎的神經連結腸子、膀胱與性功能。

尾骨：由四塊相容的脊椎骨構成一小塊骨頭，位於脊椎最尾端，骨盆底肌與韌帶連結到尾骨。

更進一步

現在我們要詳細說明脊椎骨，圖片說明能讓你更加理解背部疾病，我將於本章後半部詳述。

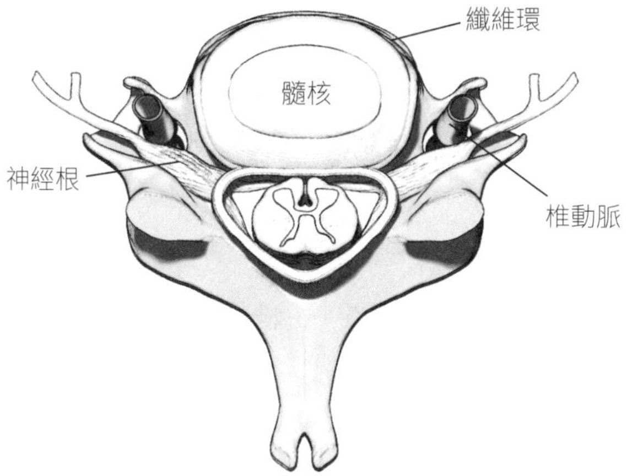

頸椎骨——橫切面

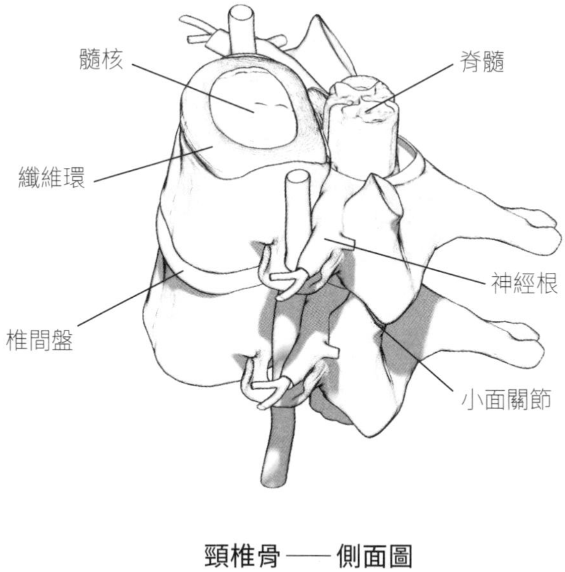

頸椎骨——側面圖

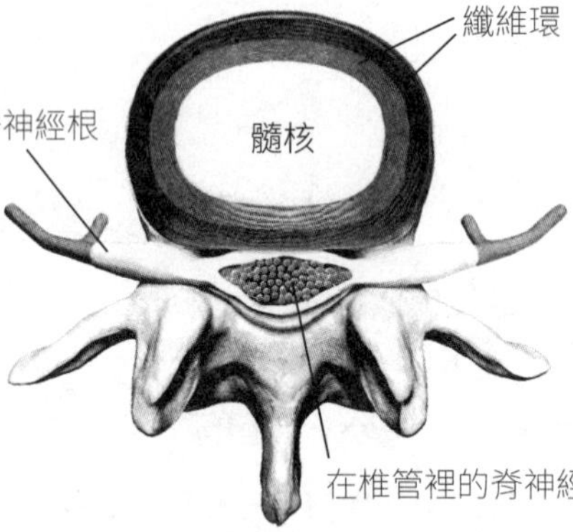

腰椎骨——橫切面

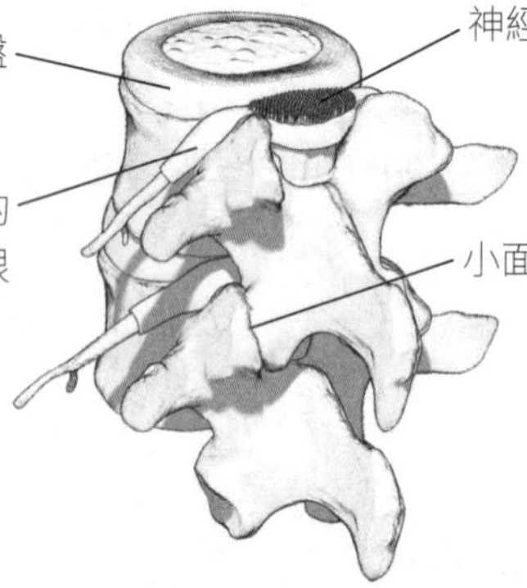

腰椎骨——側面圖

脊椎是保護脊髓的堡壘，每個椎骨的本體上都有一個骨環。當脊椎骨堆疊時，骨環會形成中空的管道讓脊髓穿過。脊髓必須受到保護，若脊髓受損，大腦的訊號就無法傳遞到身體部位，進而導致癱瘓。

脊椎管裡有三層保護，管壁覆蓋骨膜或鞘膜，管壁又稱為椎板，此外，脊髓膜在脊髓周邊保護著它，最後，腦脊髓液填滿整個管道為脊髓吸震。

脊髓是由數百萬條神經組合而成，從腦部延伸到腰椎第一節。在腰椎第二節上端，脊髓分成數條不同神經，連結下半身。

在摸背時，你可以摸到棘突，棘突是椎骨背面的突出物，脊椎的肌肉與韌帶能使身體旋轉並維持直立姿勢，而它們就是附著在棘突上。

橫突是椎骨兩側的突出物，脊椎肌肉與韌帶，以及胸椎肋骨附著在椎骨兩側的橫突上，在橫突上的肌肉能維持姿勢，以及使單個椎骨與整個脊椎旋轉與並排彎曲。

椎間盤則是充當兩塊椎骨之間的緩衝墊，扁平圓形的墊子能吸收椎骨之間的震動。在椎間盤外側的纖維環，是堅固的纖維外環，有助於維持椎間盤中心的完整性。在椎間盤中心的髓核，柔軟且呈果凍狀。不必贅述，椎間盤是許多背部問題的根源。

每塊椎骨都有兩個小面關節，一對朝上，另一對朝下。小面關節連結附近的椎骨，進而連接到脊椎。小面關節之間的軟骨可以保護它們免受骨頭之間相互摩擦。這些關節能讓脊椎做出動作，尤其是屈曲（前彎）、伸展（後彎），以及扭腰的動作。韌帶把小面關節的兩側連結在一起，神經孔是兩塊椎骨之間每側的開口，神經根從該開口穿出脊髓通道。這些神經根向大腦傳遞訊號，或從大腦向身體的其他部位發送訊號，但神經根也可能是背部問題的根源。

如同我在前言所述，在我看來，脊椎的構造十分神奇，若背部能得到良好照護，脊椎就會是力量之塔，這也是為什麼我著手設計背痛自救計劃，我希望你保持背部柔軟靈活，即使年紀大了，也能輕鬆活動。柔軟靈活的脊椎是活力與自由的源泉——行動自由及免於疼痛。

青春之泉

創業家尼爾十分著迷於尋找健康的生活方式，他的脊椎問題影響了生活品質，也影響他打網球的表現。我為他進行脊椎融合手術，治療 L4-L5 疼痛的脊椎滑脫。手術後他想知道有什麼方法能避免脊椎的磨損，他知道每天的活動加上地心引力會導致脊椎退化，進而造成椎間盤突出、脊椎狹窄、富貴包及壓迫性骨折。他明白要能自由活動跟做自己喜歡的事，就一定要照顧好背部，他深知他不能處於被動狀態，脊椎的健康一定要擺在第一順位。

我跟他說我深信脊椎是「青春之泉」，沒有人能準確預測脊椎會如何老化，但我們可以做很多事來延緩老化的過程。我建議尼爾深入探究脊椎的解剖學，做一些練習維持脊椎活動度與健康。我把背痛自救計劃介紹給他，我告訴他只要我的病患好好照顧背部，就可以延緩脊椎老化，我也跟他解釋，透過將這九項策略融入到他的日常生活中，他也能夠好好保護脊椎。要照顧好脊椎，就要好好培育「青春之泉」的活力。能幫助他維持脊椎健康的這些策略很簡單：站直、深呼吸、正確與頻繁的活動、伸展、飲食健康、睡眠良好、正向思考及冥想。我跟他說採用這些策略是發覺身體核心的

「青春之泉」最有效的辦法。

尼爾很高興他可以有效的抵抗地心引力與對抗老化，最後他成為背痛自救計劃最成功的案例之一。手術一年後，尼爾不受疼痛之苦，脊椎功能恢復，也可以正常工作與遊玩，現在他也能再次享受在網球場上的時光。

脊椎老化

背痛經常伴隨著老化，因為時間與地心引力會讓脊椎產生變化，導致僵硬、痠痛及咯吱作響。年紀越大，脊椎可活動的部位也會磨損，例如椎間盤會萎縮，在吸震功能上大不如前，意思就是壓力可能會分配到骨頭、神經根、肌肉及韌帶上。不良姿勢的影響開始改變脊椎的曲線。

雖然大多數人一直到四十到六十歲之間才開始感受到背痛，但其實在任何疼痛產生之前，脊椎就已經受損。一項研究邀請二十幾歲、沒有背部疼痛的受試者做核磁共振，百分之三十七的受試者已開始出現老化的徵兆，而五十幾歲、沒有背痛的受試者，其中百分之八十的核磁共振影像結果顯示脊椎退化。脊椎一定會老化，這是無可避免的，但你可以盡你所能使用背痛自救計劃，可以延緩老化，避免疼痛產生。

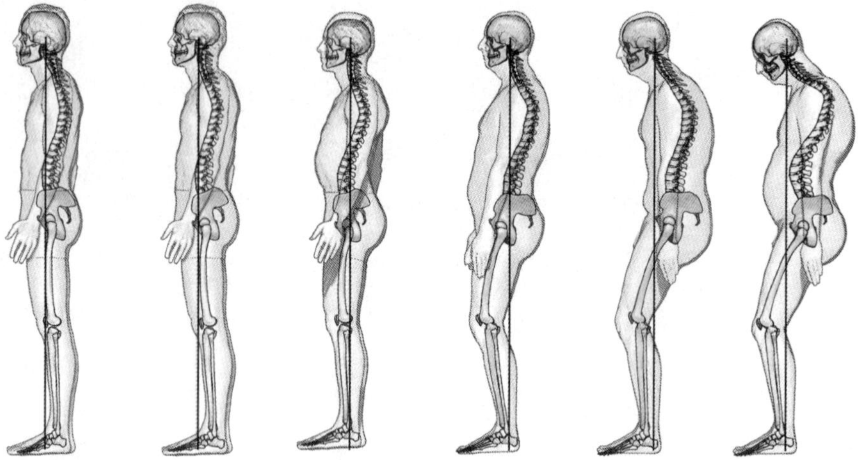

脊椎老化的情形——30 歲、45 歲、55 歲、65 歲、75 歲、85 歲及 95 歲

每條脊椎都是獨特的，有些人在二十幾歲的時候就開始有脊椎退化與椎間盤突出的問題，但有些人到九十幾歲脊椎依然柔軟靈活。雖然每個人脊椎退化的情況不同，但整體來說是有一個流程的。以下是根據我看過數千個核磁共振影像的觀察，一般脊椎磨損的狀況。

三十歲：大多數脊椎尚未有磨損，脊椎曲線正常排列，鉛垂線（plumb line）是從頸部上端開始，垂直對齊脊椎與身體，正常的胸椎曲度為二十到四十度，而正常的腰椎曲度也是二十到四十度。髖部與膝蓋關節活動度良好，沒有僵硬的現象。從事運動十到十五年的專業運動員在 L4-L5 與 L5-S1 這幾段椎骨經常有提早退化的現象，可能在年輕時，頸部或背部就出現椎間盤突出的情形。

四十五歲：大多數脊椎開始出現老化徵兆，受傷或壞習慣會加速老化，鉛垂線通常垂直對齊脊椎與身體。

五十五歲：由於椎間盤空間磨損，脊椎開始出現退化的徵兆，通常姿勢仍然良好，鉛垂線通常垂直對齊脊椎與身體。一般人除了一些小疼痛，通常沒有什麼大問題。吸菸、肥胖、身體壓力尤其是彎曲、提重、轉腰、拉伸，或久坐不動都可能導致提早退化。在這個時期，可能開始發生椎間盤問題，若你的工作是要長時間坐著或是你經常久坐不動，你的肩頸會開始往前，長時間久坐會讓大腿後側肌肉緊縮，進而造成髖關節前側肌肉收縮，稱屈曲性攣縮，導致活動度下降。

六十五歲：脊椎全區開始退化，頸部可能退化較多，脊椎狹窄可能出現在 C5-C6 與 C6-C7 的椎骨，脊髓周圍的空間可能因為關節炎反應增生而變得狹窄。在六十五歲時，一般人開始感到疼痛，姿勢不良導致肩頸位置更加往前——鉛垂線移動到身體前側。椎間盤退化變薄，這樣的變化可能會讓身高變矮。當下背的椎管變窄，身體會往前傾，以使椎管空間變大，緩解脊椎狹窄所造成的背部與腿部疼痛，前傾姿勢會使髖部彎曲，同時膝蓋也會彎曲進行代償，這樣一來，身高會變矮，身體會更僵硬。

七十五歲：椎間盤空間有更多磨損，關節炎反應增生更多，導致椎管更加狹窄，肩頸位置又再度往前，不良的姿勢導致許多疼痛，脊椎滑脫是椎骨往前滑，常見於 C4-C5 的位置。背部中段會有更多退化的徵兆，在 T10-T11 會出現關節炎，下背也逐漸退化，在 L3-L4 與 L4-L5 的位置椎管會出現狹窄的情況，因為疼痛、無力與失去平衡能力，導致許多日常活動都無法做了。骨質疏鬆症或骨質流失開始出現，導致骨頭高度塌陷與壓迫性骨折。

椎間盤退化越嚴重，身高就會減少越多，下背椎管狹窄所造成的前傾會改變姿勢及鉛垂線的位置，橫移到身體前側。髖部與膝蓋永久攣縮，導致身高減低，身體更加僵硬。

九十歲：當我看到我九十歲的病患只有中度退化、沒有脊椎狹窄或骨折的情況，我都十分高興，因為大多數同齡者的脊椎已全面退化，胸椎後凸的曲線可能因退化更加明顯，代償的腰椎前凸的曲線也是，脊椎會呈現一個很大的 S 型，椎間盤會有更多磨損。關節炎反應增生更多，導致椎管更加狹窄，如頸椎狹窄與腰椎狹窄。肩頸位置又再度往前，不良的姿勢導致更多疼痛。

背部中段可能會有進一步退化的症狀，患骨質疏鬆症的女性，可能會在胸椎骨 T10、T11、T12 或是腰椎骨 L1、L2 有壓迫性骨折。下背因 L3-L4 與 L4-L5 的椎管狹窄而有更多退化症狀，下背椎管狹窄所造成的前傾會改變姿勢及鉛垂線的位置，橫移到身體前側。髖部與膝蓋更加緊縮，身體會變得更矮、更僵硬。

現在你明白為什麼年老時會出現疼痛，熟悉脊椎結構能幫助你理解造成背痛的成因。在前面的討論中，我已經概括談到老化過程中會出現的問題。本章剩餘部分將仔細研究這些最常見的問題與疾病。

背部問題

雖然可能永遠無法找出引起疼痛的原因，但熟知背部可能會出現的問題，將有助於與醫師討論急性或慢性的背部疼痛。

背部痙攣

背部痙攣就像背部抽筋，痙攣是因肌肉持續收縮造成的疼痛。受傷可能引起背部的單處或多處肌肉突然緊縮疼痛，例如韌帶與肌腱撕裂、肌肉受損或壓迫神經的椎間盤破裂。睡眠姿勢不正確、彎腰、提重、站立或坐姿錯誤都可能導致背部痙攣。但成因並非總是很明確。你可能永遠無法確定為什麼會有如此突然且劇烈的疼痛。

肌肉痙攣常發生於提重、訓練或劇烈運動而消耗大量能量或用力時。若在做這些活動時水分不足，或是體內的鉀、鈣量較低時，就特別容易出現肌肉痙攣。

有一種說法是，痙攣是身體對受傷產生的保護性反應。痙攣造成的疼痛使你無法動彈或移動，可以避免傷勢更加嚴重。另一種解釋是，背部痙攣是肌肉受到刺激以支撐脊椎，來應對有害或破壞性的事物。

拉傷與扭傷

頸背部的拉傷或扭傷涉及脊椎的軟組織，如韌帶、動脈、靜脈、肌肉與神經。扭傷是由韌帶拉伸與撕裂引起的損傷，而拉傷與扭傷類似，但位置在於肌腱。韌帶將骨頭連結起來，而肌腱則把肌肉與骨頭連結起來。韌帶比肌腱更有彈性。韌帶位於關節處，而肌腱則提供肌肉與骨頭之間的連接，使肌肉能夠移動身體的不同部位。

拉傷很常見，尤其是對於從事運動的人來說。受傷處通常是在肌腱或其連接的肌肉上，突然跌到或扭轉都可能造成拉傷，久坐或肌肉無力的人若突然活動起來，通常更容易拉傷。

拉傷的疼痛可能十分驚人，嚴重拉傷有時要好幾週或幾個月來復原，但通常是可以痊癒。

扭傷可能只是輕微的不便，也可能是需要數月才能痊癒。扭傷分為三類：

- 輕度扭傷：過度拉伸韌帶纖維但無撕裂
- 中度扭傷：代表韌帶部分撕裂
- 嚴重扭傷：韌帶完全撕裂，關節不穩定，可能需要手術治療

坐骨神經痛

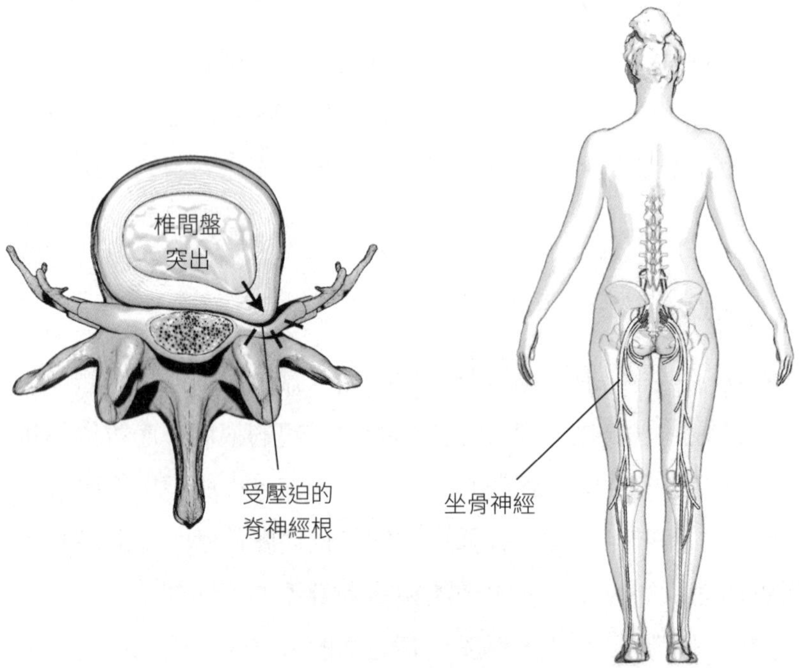

坐骨神經

坐骨神經痛是指沿著坐骨神經路徑所產生的疼痛，坐骨神經從下背分支，穿過髖部與臀部，向下延伸到腿部。通常，坐骨神經痛僅影響身體單側。你可能會在神經所經之處感到不適，但疼痛通常是從下背一直延伸到大小腿。

當破裂的椎間盤、骨刺或狹窄的椎管壓迫到坐骨神經時，就會有發炎反應，導致麻痺、刺痛或腿部無力，疼痛程度從輕微疼痛到劇烈灼痛，再到難以忍受的範圍。坐骨神經痛常見於三十至五十歲，大多數患者不需接受治療就可痊癒。若你感到腿部麻痹或無力，請立即諮詢醫師。

脊椎的骨關節炎

當小面關節的軟骨因受傷、磨損或誤用而受傷時，就會發生脊椎關節炎，因老化的關係，小面關節可能會變厚、變硬，導致摩擦疼痛。

適當的活動可以減輕脊椎關節的壓力，以避免出現這種情況或阻止惡化。

椎間盤退化症

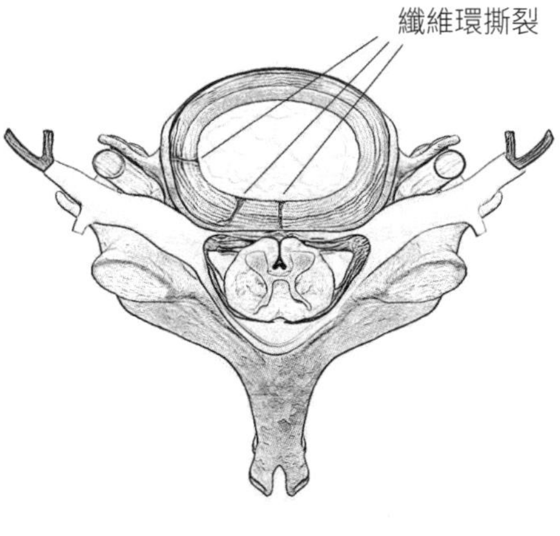

頸部椎間盤退化症——橫切面

頸部的椎間盤退化性疾病會出現環形撕裂。這些裂隙可能釋放出發炎介質，對神經根和脊髓造成化學性刺激。

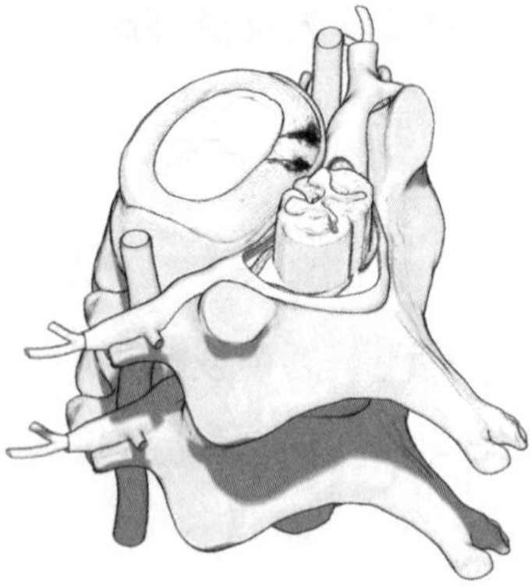

頸部椎間盤退化症——側面圖

頸部的椎間盤退化性疾病會出現環形撕裂。這些裂隙可能釋放出發炎介質，對神經根和脊髓造成化學性刺激。

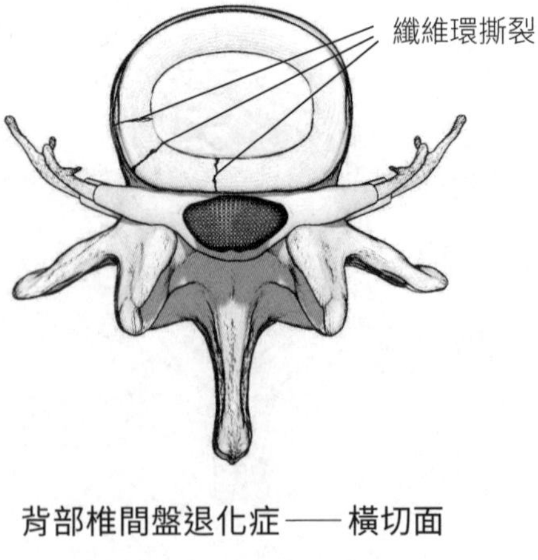

背部椎間盤退化症——橫切面

這裡顯示的是背部早期椎間盤退化，伴隨著纖維環撕裂。隨著日常的磨損，纖維環可能會陸續出現進一步的損傷。這些裂傷可能釋放出發炎介質，對神經根造成化學性刺激。

椎間盤退化症並非真的疾病，這是指椎間盤因老化的自然磨損，早期椎間盤退化症是指椎間盤的纖維環出現撕裂，有時磨損嚴重會導致椎間盤外層的損傷。

無論年齡，車禍、過度勞動、重複性活動都可能造成創傷性的退化，頸部椎間盤退化症的患者通常在肩胛骨的地方有疼痛情形，坐著或站著都會感到強烈的疼痛，因為椎間盤承受了更多壓力，患者經常敘述這樣的疼痛是深層又悶悶的痛，痛感基本上從頸部開始到肩部，有些情況，痛感會延伸到手臂。

有椎間盤軟骨問題的人通常坐姿時會感到疼痛，站姿則不會，但也有人是站姿時背部疼痛更加明顯，這可能是背部脊椎上的小面關節發炎的關係，有這種問題的患者，通常走路時會駝背，坐姿時比較舒適。

背部椎間盤退化症的患者感到深層的悶痛感，通常是局部疼痛或是臀部疼痛，有時痛感會延伸到腿部。

纖維環撕裂可能引起發炎反應，進而刺激到神經根與脊髓，接著，小面關節的損傷與塌陷會導致疼痛，這會造成背部關節的惡化，而神經根病變意指在神經根上出現刺激，會有疼痛、麻痹及神經根處無力。

椎間盤突出

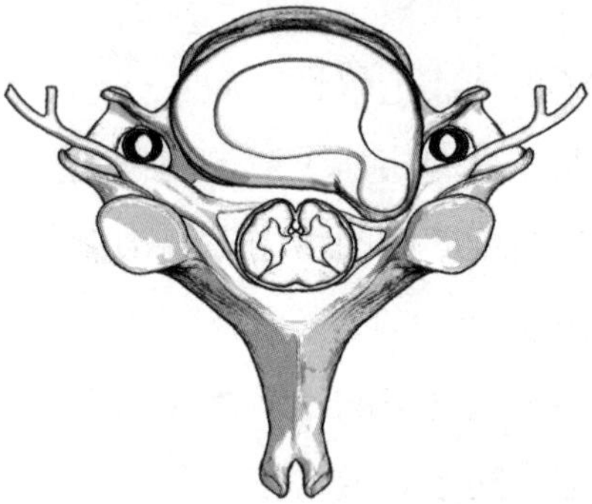

頸椎間盤突出壓迫神經——橫切面

當髓核穿過纖維環突出時，就會發生頸椎間盤突出。請注意突出的神經是如何受到機械性壓迫和發炎的。

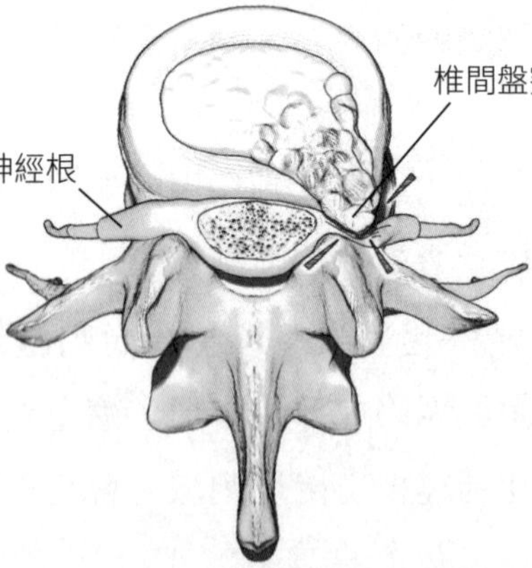

腰椎間盤突出壓迫神經——橫切面

當髓核穿過纖維環突出時，就會發生腰椎椎間盤突出。請注意突出的神經是如何受到機械性壓迫和發炎的。

若椎間盤磨損或受傷，椎間盤中心的軟膠部分——髓核，可能會受擠壓超出纖維外環，也就是纖維環。破裂可能發生在兩塊椎骨之間，進入椎管或進入神經根穿出的開口。漏出的髓核可能會壓迫脊神經，引起疼痛。雖然椎間盤突出能出現在脊椎任何地方，但最常見於頸部與下背。

若頸椎間盤突出，當你彎曲或轉動頸部時，疼痛會加劇。除了頸部後側或兩側疼痛外，頸部椎間盤突出還可能導致肩胛骨疼痛。痛感可能會蔓延到肩膀、手臂、手或手指，手臂可能會感到麻痹或刺痛。

若腰椎間盤突出，你可能會感到坐骨神經痛。劇烈的疼痛通常會從臀部的單側傳到腿上，有時甚至傳到腳上。

椎間盤癒合後，疼痛大約會在一個月內消失。居家治療與急性背痛的治療相同（參見第 25 頁）。有時，椎間盤突出會惡化，尤其是重複可能導致椎間盤突出的活動，例如需要提重的工作。椎間盤破裂惡化可能會導致患處慢性疼痛或感覺喪失。若症狀逐漸惡化，或者四到六週後仍未好轉，請諮詢醫師。

三十至五十歲的人最有可能患有椎間盤突出。使用背痛自救計劃能幫助你避免椎間盤破裂。良好姿勢、伸展運動及定期訓練，將使背部保持強壯與健康。避免穿高跟鞋及吸菸也有助於避免椎間盤破裂。

無需手術的椎間盤修復

五十二歲的法蘭克在醫院做晚班護理師，他說他的背痛延伸到雙腿，而且逐漸加劇，核磁共振影像結果顯示在 L2-L3

椎骨有輕微椎間盤突出，而 L4-L5 則是嚴重突出。我建議他 L4-L5 的情況必須開刀。

法蘭克說他對手術十分恐懼，他只要想到開刀就會恐慌症發作，並詢問我是否有不須動手術的替代方案。

針對其中一個問題，我以保守療法投以非類固醇消炎藥，如 Advil 或 Aleve 及加巴噴丁，這些處方藥可以穩定神經，而加巴噴丁主要的副作用為嗜睡，因此叮囑只有在睡前服用。

我提醒法蘭克要避免彎腰、提重、扭腰及拉伸，因為這些動作會對脊椎造成額外壓力，我建議他定期的做一些有氧運動，如走路、游泳、騎飛輪。法蘭克經常去健身房做循環訓練，我提醒他不要做深蹲或硬舉，靠牆深蹲（參見第 162 頁）較為合適。這些動作對脊椎造成的壓力可能難以承受，尤其是在他 L2-L3 與 L4-L5 有椎間盤突出的區域，因為這個區塊的神經根已受到壓迫，不適合再施加更多壓力。

物理治療與核心訓練能幫助他改善姿勢，法蘭克在接受治療後逐漸變得強壯，他的整脊師朋友也會幫他的脊椎做輕微徒手按摩。

法蘭克跟我說他覺得鴿式（參見第 159 頁）能有效紓緩坐骨神經痛，若你有置換過人工髖關節，請勿嘗試鴿式，可能造成脫臼。

之後法蘭克的核磁共振影像顯示 L2-L3 的椎間盤突出已縮小，而 L4-L5 突出狀況已消失，他的疼痛斷斷續續的持續五年，但並不影響他的生活，他很謹慎，疼痛很偶爾才會發作一次，但他知道如何處理疼痛，透過持續維持身材，他能繼續從事需要體力的護理師工作。

脊椎狹窄

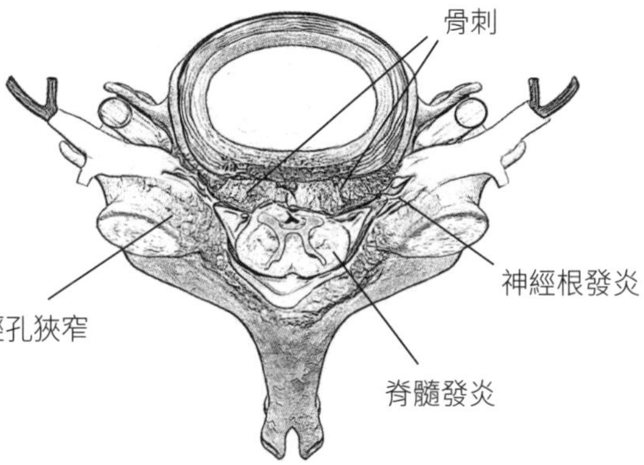

頸部脊椎狹窄症——橫切面

骨刺（學名為骨贅）是一種骨質或鈣化硬塊，可能會壓迫脊髓或神經根。此圖說明頸部脊髓與神經根受到壓迫的情形。當神經根遭到壓迫時，稱為神經孔狹窄症。

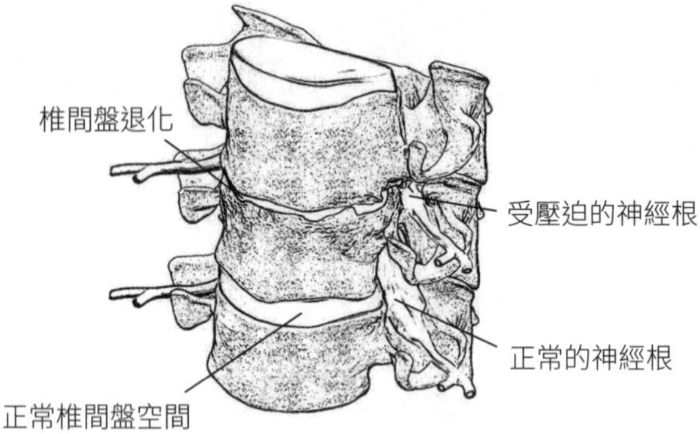

頸部脊椎狹窄症——側面圖

如圖所示，因關節炎反應增生阻塞椎管，壓迫到脊髓與穿出椎間孔的神經根。

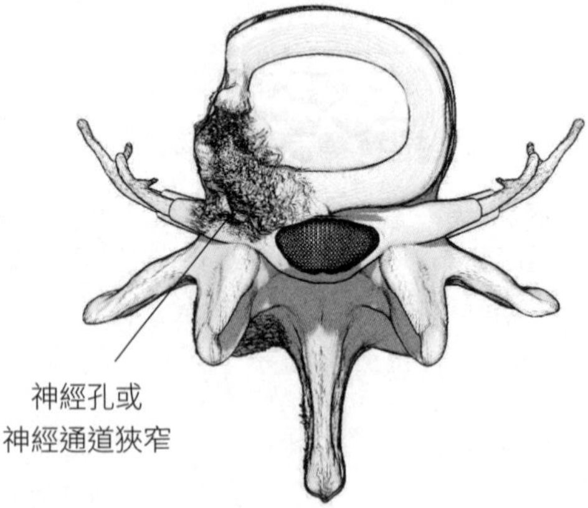

背部脊椎狹窄症——橫切面

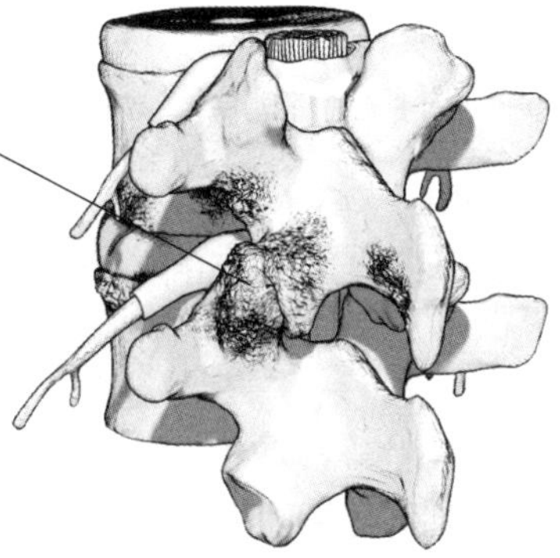

背部脊椎狹窄症——側面圖

如圖所示，腰椎狹窄是因關節炎反應增生阻塞椎管，壓迫到神經根。

椎間盤退化伴隨脊關節的發炎可能導致脊髓與神經根周圍的通道變窄，又稱脊椎狹窄（spinal stenosis）。中樞通道有脊髓與神經管，骨刺可能因為活動、時間及磨損的關係，在脊椎背面的小面關節形成。關節炎所造成的骨刺開始阻礙神經通道，擠壓神經根，這在脊椎的任一處都可能發生。

受壓迫的神經不同，脊椎狹窄可能在頸部、肩部、手臂或腿部，都可能造成疼痛。當脊髓受到壓迫時，可能會出現腿部無力或麻木，以及行走不便，單腿或雙腿可能失去協調。我的某些病患在向前彎曲頸部時，背部會有閃電般的痛感。

當脊椎狹窄發生在頸部時，可能有以下症狀：

- 手、手臂、腳或腿部麻木或刺痛
- 手、臂、腳或腿部無力
- 無法正常行走與平衡

- 頸部疼痛
- 嚴重的話，可能會有大小便失禁，若有此情形，請立即就醫。

當脊椎狹窄發生於下背時，可能的症狀有：

- 下背痛
- 腿部坐骨神經痛
- 站姿疼痛，坐姿或臥姿時則疼痛減輕
- 行走短距離時，小腿疼痛
- 走路上坡比下坡更輕鬆
- 可以輕鬆騎腳踏車

我觀察到一種情形，我稱之為「購物車現象」。脊椎狹窄的病患說，他們手扶購物車時，可以行走很長的距離，通常他們身體往前趴的時候，腰椎的椎管空間就變大，這跟騎腳踏車的姿勢有異曲同工之妙。

醫師需要追蹤這樣的狀況。

椎弓解離症與脊椎滑脫

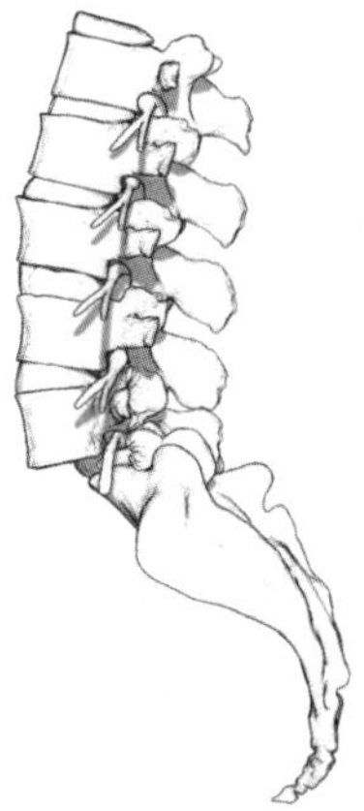

脊椎滑脫

脊椎滑脫是因椎骨滑過另一個椎骨上的病症。儘管頸部也可能有此狀況，但主要發生於腰椎，如圖所示。

椎弓解離症（spondylolysis）是脊椎滑脫的前兆，也像是椎間盤滑動。椎弓解離症是小面關節脆弱或壓迫性骨折造成。這是二十六歲以下族群腰痛的常見原因，尤其是對背部施加很大壓力或過度拉伸脊椎的運動員，高強度的活動可能會加重病情。

脊椎滑脫是當韌帶鬆弛、椎間盤塌陷時，椎骨會向前滑到下方的椎骨。當小面關節因正常退化而變弱時，就會發生脊椎滑脫。老化、磨損與創傷都可能導致脊椎滑脫。椎間盤退化症與關節炎可能同時發生。

脊椎滑脫的患者受背痛之苦，其疼痛可能延伸至臀部與大腿後側，許多患者有大腿後側肌肉緊繃或痙攣的情況，有些患者則毫無症狀，在晚期病例中，患者可能會出現駝背、胃部突出、軀幹縮短與步態不穩的情況。

骨質疏鬆症

骨質疏鬆症對老化的脊椎可能造成損傷，因為骨頭變得脆弱易碎，這個名詞意指骨頭中有許多孔洞，骨頭是活組織，可以分解與再生，當分解比再生快時，導致骨密度下降，就會發生骨質疏鬆症。通常在三十歲時達到骨質巔峰，隨年齡增長，骨質流失的速度比再生還要快。若患有骨質疏鬆症，骨頭會變得非常脆弱，跌倒、彎腰或咳嗽都可能導致骨折。

這是美國背痛的最常見原因之一，骨質疏鬆症可導致椎骨壓迫性骨折，漸漸地，這最終會導致椎骨塌陷。在骨質流失的早期階段，通常沒有任何症狀，當骨頭逐漸衰弱時，可能會出現以下症狀：

- 比預期更容易骨折
- 椎骨骨折或塌陷而引起背痛
- 身高逐漸下降
- 駝背的姿勢，俗稱「富貴包」

富含鈣與維生素 D 的健康飲食及負重訓練，有助於防止骨質流失。

強健骨骼

六十四歲的莎拉，開始致力於照顧她的脊椎健康。她的母親因髖部骨折，在她生命的最後幾年被迫使用輪椅。莎拉認為她的母親患有骨質疏鬆症，而她不想遭受同樣的命運。聽完她的擔憂，我安排她做骨質密度檢查，測量骨頭強度與患骨質疏鬆症的風險。

檢查結果顯示她有骨質缺乏症，是當身體回收舊骨的速度較再生速度慢時所產生之病症。但她的狀況尚未形成骨質疏鬆症，骨質疏鬆症較為嚴重，骨質分解較再生速度快，最終導致骨頭易碎。

骨質疏鬆症沒有特別的徵兆，通常是在骨折時才發現，在醫學上，這種骨折稱為脆弱性骨折，常出現於椎骨、肋骨、臀部及手腕處。脊椎的壓迫性骨折可能會導致椎骨從上方或下方塌陷。大多數椎骨骨折患者感到背痛，通常是突發性的。有時，這種患者會因椎骨高度降低而向前彎。

莎拉想知道她能做些什麼來強化骨骼、保護脊椎。

我告訴她，骨質密度在二十五歲到三十歲之間是最高點，到四十歲後，骨質密度開始下降。

我跟她說，良好姿勢是保護脊椎的最佳辦法，當脊椎錯位時，脊椎壓力就會增加。她知道這樣的狀況每年都會給她的脊椎帶來數噸的壓力。她開始意識到不良姿勢會造成脊椎嚴重磨損。

我建議莎拉穿步行鞋多走路，步行是一種負重運動，可以強健骨骼。步行的許多額外好處，如思緒更清晰、脊椎小面關節活動度提高、神經根活動度增加與脊椎功能提升。我接著說，在走上坡時，脊椎關節處於彎曲、開放的位置，這在神經根緊繃的情況下，可能有所幫助。上坡步行甚至可以幫助脊椎狹窄的患者，因為可以增加脊椎通道空間。下坡行走時，脊椎關節處於伸展、壓縮的位置，這可能會使神經根緊繃的情況惡化，此時，椎間孔往往是閉合狀態。我建議加強訓練來穩定並支撐脊椎。

同時我提醒她要注意安全，以免骨折。跌倒是最大的風險因素，我告訴她必須留意自己要去的地方，並清除家裡潛在的危險，以免跌倒導致脆弱性骨折。

保護脊椎的下一步是營養。強健的骨骼需要攝取足夠的鈣及維生素 D，我請她做血液檢查並提醒她補充維生素 D，世界上超過一半的人口缺乏維生素 D。若你不常日曬、對牛奶過敏或恪守素食或純素飲食，你可能有維生素 D 缺乏的風險。另外，我建議莎拉透過飲食增加鈣的攝取量，並根據她的年齡及醫療需要補充不足的量，以達到最佳效果。

有人說，骨質疏鬆症的預防應該從孩童時期開始。我跟莎拉說，現在還不算太晚，可以使用藥物來重建骨骼，進一步阻止骨質流失，她鬆了口氣，並積極準備幫她的脊椎恢復健康。

若我們每次都能診斷出背痛的根源，那就太好了，可惜大多數人找不到疼痛的原因。背痛的發生通常沒有原因，醫師無法通過測試或影像檢查來確定。這就是背痛自救計劃可以如此全面的原因。我看見許多人有這樣的需求，每日的例行運動能夠幫助改善脊椎的健康，也改善身體上或心理上造成背痛的成因。

本書第二部分介紹背痛自救計劃的九項治療策略。我在每一章都會解釋為什麼該策略有效，並詳細說明你需要做什麼才能將其融入日常生活中。提高對站姿、坐姿及移動方式的意識、努力強化脊椎並增加活動性、吃能減輕疼痛的食物、充足的睡眠與減輕壓力，這些都有助於緩解背部和頸部疼痛。你已經了解脊椎與疼痛的可能根源，現在換你採取行動了。

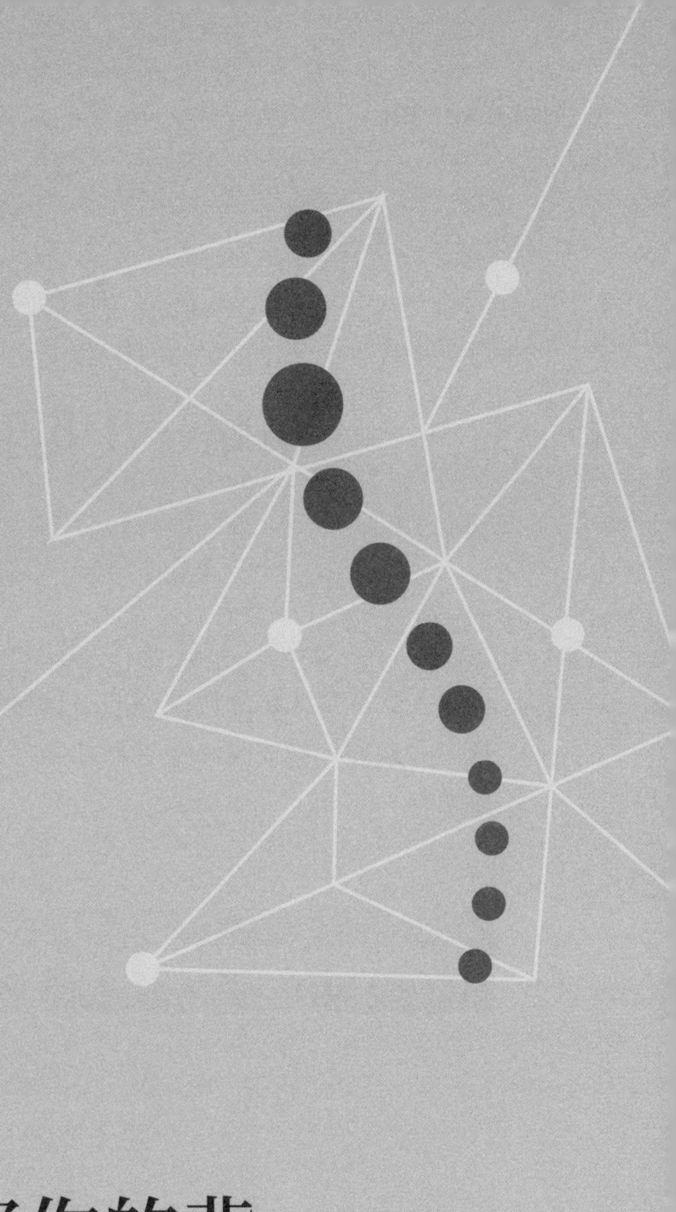

2

第二部分

如何顧好你的背

第 4 章

策略一：挺直你的背

在二〇一四年，我發表了「低頭族頸部問題」的研究。身為脊椎專家，我常常注意到低頭族的不良姿勢——頭部往前彎，低頭看螢幕——現在，越來越多患者抱怨頸部疼痛，我想這兩者之間必定有所關聯。

滑手機與頸部問題

我的其中一名患者的案例讓我深信「低頭族頸部問題（text neck）」已成為健康問題，這名三十二歲的患者在倉庫當主管，他患有椎間盤突出，造成雙腿疼痛，手術成功恢復患處，他的腿部疼痛也因此消失。

在他回到工作崗位前，他仍需六週的輕度復健，他需要另外六週做漸進式力量訓練才能恢復到之前提重的工作，不久後，他開始感到背部與頸部疼痛，影像檢查結果顯示，開刀的位置並非根源，我們持續給予物理治療。

有一天，我們在討論疼痛可能的原因，他承認最近他迷上了憤怒鳥的手遊，每天約花四個小時玩手機。

打手遊的時候，頭部會向前傾，低於胸腔位置，低頭玩手機的時候，頭部彎曲角度超過九十度，因為頸部額外的壓力，造成頸部的肌肉與韌帶發炎。

我跟他解釋要如何避免低頭玩手機，他可以把手機放在與視線平視的位置，我建議做抬頭的姿勢訓練與物理治療來矯正問題。我提醒他要注意他的站姿與坐姿，要多做矯正的運動以及背痛自救計劃中介紹的策略。他的姿勢大幅改善，一個月後，他的疼痛消失了。

我的研究發現成人平均每天花二到四小時，青少年則花更多時間低頭滑手機、打手遊、追劇。這樣累積下來，一年會有七百到一千四百小時對頸椎造成額外壓力。我的研究測量了當頭部向前彎曲角度不同時，脊椎上的壓力會急劇增加。

我們能夠計算低頭所產生的額外力量。良好的站姿或坐姿，頭部保持挺直，對頸部產生四點五到五公斤的力量，而在六十度時，脊椎承受二十七公斤。《大西洋雜誌》（The Atlantic）發表了一篇文章，說明了二十七公斤的等重物品，發人深省。低頭六十度在頸部所產生的壓力等同於四顆保齡球、六袋裝滿食品的購物袋，或一名八歲的兒童。想像二十七公斤重的力量對頸部與脊椎的磨損，難怪有越來越多患者出現頸部疼痛的情形。

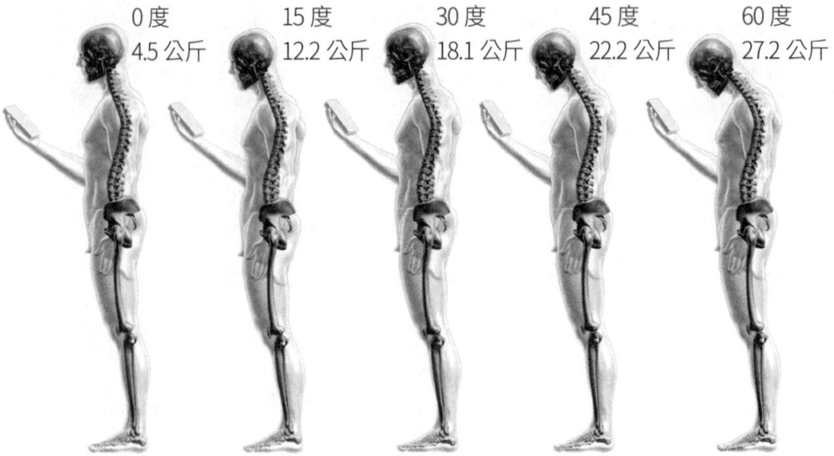

在自然姿勢下，成人頭部的重量約為 4.5 到 5.4 公斤。當頭部向前傾斜時，作用在頸部的力量會顯著增加，如圖所示。

「低頭族頸部問題」研究應該可以令人意識到不良姿勢產生的壓力與緊繃。

良好姿勢的好處

最廣泛來說，良好姿勢有助於維持活動度、力量與身體平衡，無論是在活動或是坐姿，對肌肉與韌帶造成的壓力都是最小的。減輕壓力有助於紓緩肌肉疼痛、提升活力及降低受傷風險。雖然對整體身體的好處多多，但正確的站姿與坐姿是延緩脊椎退化的最佳辦法。良好姿勢：

- 避免背痛與肌肉疼痛
- 維持骨頭與關節的正確位置，確保適當使用肌肉

- 減少疲乏感，因為肌肉的運作更有效率、使用較少的能量
- 幫助減緩關節磨損
- 避免關節炎發生
- 降低脊椎韌帶的張力
- 避免脊椎固定在腹部位置

不良姿勢的壞處

不良姿勢可能對健康造成的影響是你從未想像到的，站姿或坐姿不良可能導致：

阻礙血液循環

身體需要持續不斷、健康的血液流動，不良姿勢，尤其是坐姿時，阻礙血液流動，可能造成長時間血液堆積。姿勢不良會導致高血壓，因為駝背可能會降低心臟的血液流動。血液循環不佳也可能導致靜脈曲張。

阻礙呼吸

駝背使肺部功能受限，正確的使用橫隔膜呼吸需要胸腔有足夠的收放空間，而駝背時，這個空間會受到壓迫。圓肩姿勢會使你難以正常地深呼吸。當身體是直挺的狀態，呼吸不會受到阻礙。你可以吸到足夠的氧氣來修復身體裡的細胞。研究顯示良好姿勢有助於肺部容量增加百分之三十。

阻礙消化

坐姿駝背、肩部在胃部與胸腔前，會壓迫到腹部的器官，這使消化變慢，影響代謝與消化食物的方式。

阻礙睡眠

不良姿勢造成的頸背部疼痛與額外壓力會直接影響到睡眠品質。下背與頸部疼痛是由白天活動時肌肉的小撕裂造成，承受過多壓力的背部所產成的疼痛會使你難以放鬆，你可能整夜在床上翻來覆去想找出做舒適的位置。不良姿勢可能導致失眠症、呼吸中止症及其他睡眠障礙。

這可能會引發惡性循環，沒有良好的睡眠使你感到更多壓力，而壓力增加會導致身體緊繃，造成駝背。

沒有良好的睡眠，肌肉則無法在夜間完全修復，疼痛將一直持續下去，又更進一步加重失眠的情況。研究顯示，中度到重度的睡眠障礙者相較於睡眠良好者更可能在一年後出現慢性疼痛的問題。

妨礙性生活

坐姿傾斜，或稱薦椎坐姿（sacral sitting）是罪魁禍首，意指臀部坐在椅子邊緣，背部靠著椅背的姿勢，這個姿勢會緊縮骨盆底肌，而骨盆底肌是性行為主要的肌肉。當骨盆底肌緊繃時，就無法出力，導致性高潮微弱或無法達到性高潮。男性可能感到體力下降及射精虛弱，而女性骨盆底肌虛弱時，會造成性慾及性高潮頻率減低。所以，重點是若你想要良好的性生活，就要維持良好姿勢。

當你意識到自己的姿勢，身體的感覺就會更敏銳，在改善姿勢時，你會注意到緊繃與不平衡的區域，對於患處的敏銳度能讓背痛自救計劃發揮最大功效。你會知道哪個部位需要伸展放鬆，哪個部位需要加強。

如何維持良好姿勢

在第二章我大致上說明了良好姿勢的原則，還記得耳朵與肩膀對齊，肩胛後收？想像一條線從頭頂往上拉，把你拉高的感覺，能改善站姿。因為姿勢對脊椎健康至關重要，現在我會更詳細說明如何檢視你的姿勢。

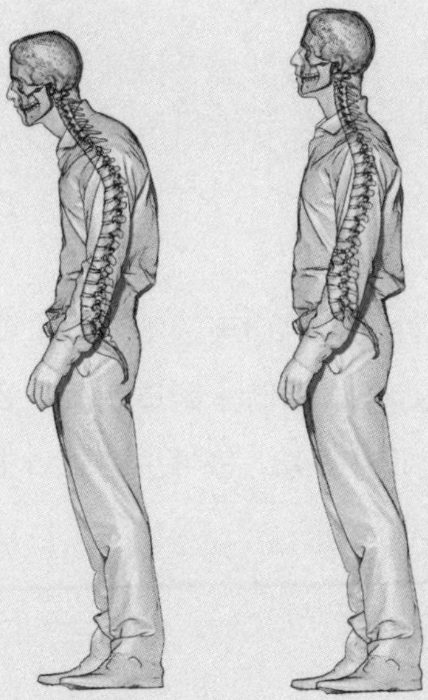

以下為良好姿勢的分解重點：

- 站直挺背，耳垂與肩膀對齊
- 肩膀往下後收
- 保持頭部水平位置，切勿將頭部往前、往後或往側邊傾斜
- 雙臂自然垂於身體兩側
- 腹部收緊
- 雙腳與肩同寬
- 體重平均分配於雙腳支撐
- 膝蓋些微彎曲
- 若必須長時間站立，請將重心從腳掌移到腳後跟，或從一隻腳移到另一隻腳

不要過度矯正，將肩膀向後拉得太遠。若像士兵一樣挺直站直，會導致上背肌肉緊張、僵硬與疼痛。向軍人般的挺胸，會過度伸展下背，使下背肌肉過度疲累。

改善姿勢首先要注意自己白天的站姿，定期停下來注意一下自己的狀態。發現駝背或頭部向前時，請重新調整姿勢，不要長時間維持單一姿勢。為了避免肌肉疲勞，每半小時到一小時改變一下姿勢或起身活動一下。

坐姿

仔細想想，每天很長時間都是坐姿的狀態，要是彎腰駝背，就會扭曲脊椎的自然曲線。要重新調整脊椎，請盡可能在靠椅背坐直，雙腳平放在地板上。下巴與地板平行，肩膀放鬆。留意下背的曲線，不要讓曲線變平。使用腰靠或捲起的毛巾來支撐腰部曲線。

維持良好坐姿的最佳方法

這項快速練習有助於維持正確坐姿與脊椎位置：

- 微傾坐在椅子邊緣
- 記得頭頂上有一條線？身體挺直，盡可能突出下背曲線，並維持在這個位置幾秒
- 放鬆大概十度，這就是正確坐姿下脊椎應該有的感覺

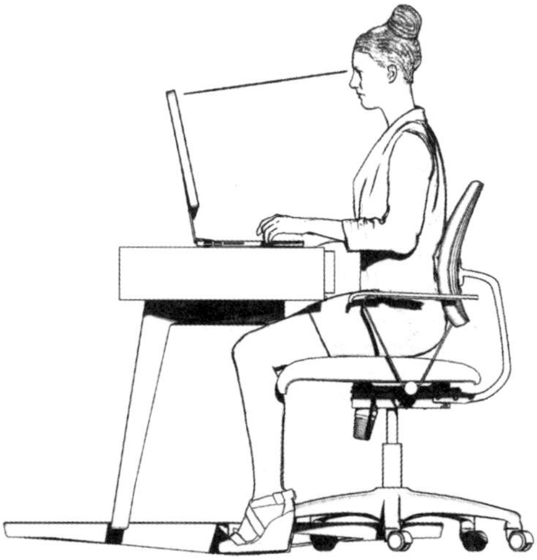

正確的坐姿

- 體重平均分配於兩邊髖部
- 膝蓋彎曲的角度正確，雙腳平放於地板，雙膝與髖部同高或稍微高出髖部，不要翹腳
- 肩膀放鬆
- 手肘靠近身體，彎曲角度約為九十到一百二十度
- 大腿與地板平行
- 確保背部支撐，若椅子沒有靠枕，可以使用腰靠支撐下背曲線
- 避免以同一姿勢坐超過三十分鐘
- 工作時，調整椅子的高度到可以舒適地坐在這個位置
- 靠近辦公桌，調整電腦螢幕斜度，抬頭跟低頭一樣都會造成頸部疼痛
- 將手肘與手臂放在椅子或桌子上，同時保持肩膀放鬆
- 若你的椅子是可以移動和旋轉，坐下時不要扭動腰部，轉身是要整個身體一起轉
- 起身時，先移到椅子前方，背部打直，站直雙腿，不要往前彎腰

肩膀後收

七十歲的艾琳因姿勢問題來找我看診，她身高一五八公分，體型很小，在開車時無法轉頭看清楚路況，而且這個狀

況越來越糟，尤其是開高速公路，她也不高興因為姿勢導致脖子後面有了富貴包，我注意到她的頭部位置往前，了解到姿勢不良就是她的問題根源。我跟她解釋良好的姿勢是脊椎在中立位置、耳朵與肩膀對齊、肩胛後收與挺胸。相反地，不良姿勢是耳朵在肩膀前方，肩膀往前縮。

我建議她接受物理治療來矯正姿勢，物理治療師訓練她，以改善她的活動度，這樣的訓練是為了教她如何使用脊椎的關節，讓頭部回到正確的位置。艾琳做伸展與開胸運動，隨後她進展到使用滑輪機械來強化胸肌，提升良好姿勢意識及強化肌力矯正了頭部往前的不良姿勢，她的脊椎位置也大幅改善。

艾琳也從物理治療師那邊學了一些矯正姿勢的小技巧，下巴收緊可以讓頭部往後，而旋轉動作自然就能改善。這樣一來，艾琳可能在開高速公路的時候，可以看到的角度增加，也可以回頭看路況。要是她用腰靠讓她坐在前面一點，調整座椅高度，這樣一來開車時的視野更加廣闊，艾琳很開心現在開車很輕鬆，簡單的就可以看到肩膀後方的路況，前方的視野也更加清晰。

挑選合適座椅

若你的工作需要長時間久坐在桌子前，使用符合人體工學的椅子可以減少背部問題。最佳的辦公椅也能調整腰部支撐，如高度與腰靠來貼合下背曲線。調整座椅高度也十分重要，這可以讓你雙腳貼地，另一個重點是椅背能調整往前傾或後傾。

取代傳統椅子的選項越來越受歡迎，這種椅子的設計是為了維持良好姿勢與支撐脊椎，也可以幫助減緩下背痛。這些非傳統座椅有：

跪姿人體工學椅

這種椅子看起來像一種特殊裝置，沒有椅背，而且要以跪姿方式坐著，這樣的設計讓你的髖部往前滑，對齊肩膀與頸部後側。這樣一來，就可以維持良好姿勢。主要支撐來自椅子及小腿前側。體重會分配在骨盆及膝蓋，減少脊椎壓力，在下背與腿部肌肉的壓力也減輕了，因為這種椅子是向前傾的設計，讓脊椎可以維持在更自然的位置。雖然需要一些時間來適應這種座椅，但這樣的椅子可以讓你自動呈現良好舒適的姿勢。

彈力球座椅

使用彈力球當椅子是另一種人體工學椅的選擇。彈力球的球體要夠大才能提供支撐，彈力球有許多尺寸，你要挑選符合自己身高的大小，這樣的椅子能刺激活動，些微的彈力會讓腿部活動，刺激循環與肌肉，可以減輕疲勞與壓力。坐在彈力球上是不可能會駝背的，因此自然的就能矯正姿勢。有些彈力球座椅也會附上有輪子的底座或椅背。

緩解背痛的家用椅

避免使用沒有椅背的椅子，如凳子，這樣會很難坐挺，太空椅也一樣。若你有背痛問題，垂直的椅背也不好，因為這樣無法支撐腰椎曲線，支撐腰椎十分重要，若下背跟椅背之間有空隙，就要使用腰靠。扶手也能幫助減緩脊椎上半部與肩膀的張力，腳踏墊則能幫助減輕髖部與脊椎的壓力。

躺椅

研究顯示，與前傾或坐挺相比，傾斜一百三十五度角可以減少椎間盤活動，有助於緩解背痛。躺椅可以支撐整個背部，躺坐對於腰椎狹窄與椎間盤退化的患者十分有幫助。

躺椅是看電視時很好的選擇，但有些人把躺椅當作工作椅，這樣的話，要有固定在椅子上的小桌子，可以拉到前面，以便使用筆電或處理文書工作。

電動起身椅

電動起身椅顧名思義是用電力將椅子往前傾以助起身的椅子，這樣一來就能簡單地起身活動。

無重力躺椅

這種椅子讓你的腿部與心臟在躺姿時處於相同水平位置，這樣的姿勢不會讓重力對你的身體造成壓力。無重力躺椅可以減輕椎骨與脊椎的壓力，緩解背部疼痛，改善血液循環，並減緩肌肉痠痛。就像太空人一樣，你像是在無重力的狀態下，體驗最深層放鬆的感覺。

含加熱功能的按摩椅

有什麼比全天候在家裡提供按摩的治療師還要好的事？常見的背痛原因是肌肉緊繃與過勞，按摩椅可以透過刺激背部血液流動所帶來的氧氣與養分來放鬆肌肉，這對紓緩肌肉痙攣特別有用。很多按摩椅有加熱功能，可以熱敷緊繃的肌肉，使其放鬆。

肌肉張力大的時候，在骨頭上的壓力也隨之增加，許多按摩椅可以拉伸或揉捏過於緊繃的肌肉。放鬆這些肌肉可以減輕骨架所承受的壓力，尤其是脊椎，可以幫助脊椎回到對齊的位置。

矯正姿勢的伸展運動

透過練習與伸展運動來矯正姿勢，可以增強你對正確姿勢的意識，只要意識到自己的姿勢，就可簡單的改善姿勢。多年的不良姿勢使你的身體處於不平衡的狀態，要矯正姿勢與脊椎位置，你要伸展緊縮的肌肉並強化肌肉、韌帶及肌腱，因為這些部位可能因不良姿勢所導致的脊椎壓力而過度拉長或弱化。

矯正姿勢的伸展運動是背痛自救計劃重要的一環，每個人都應該做這些運動以延緩脊椎老化，其中包括七個簡單的伸展運動與練習，以重新調整與強化脊椎。完成所有運動花不到十分鐘，你也可以選針對特定問題區塊的練習，但最好能從完整的訓練動作開始。這些練習可以有效延緩脊椎退化。

高跪姿屈髖伸展

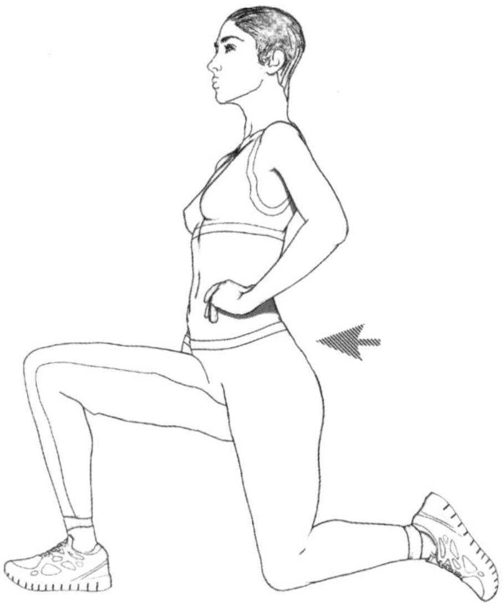

屈髖肌群是由四條肌肉組成，位於大腿前側的骨盆區域，可以平衡骨盆後的肌群，幫助維持良好姿勢，避免骨盆前傾。跨步時會啟動屈髖肌群，整天坐著會使肌肉緊縮，導致髖部僵硬與痠痛，緊縮的肌肉很難出力，弱化的屈髖肌群容易拉傷及撕裂，強壯的屈髖肌群可減輕下背痛與改善姿勢，這樣的運動可以有效伸展因久坐而緊縮的屈髖肌群。

- 右腳跪膝，左腿往前跨呈弓箭步，雙膝皆呈九十度角，收緊臀大肌，使骨盆稍微向身體下方傾斜
- 將髖部往前推到感覺右邊髖部前側與大腿拉伸，同時維持挺背，不要拱背，髖部應該與脊椎對齊
- 放鬆維持這樣的伸展，持續三十到六十秒同時保持呼吸，整

個人放鬆並重複三次

- 換右腳在前，維持三十到六十秒，整個人放鬆並重複三次

靠牆天使運動

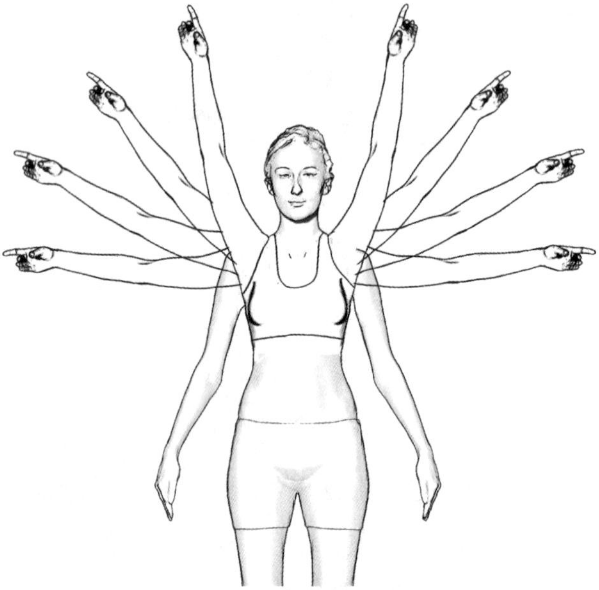

這個運動就像是躺在雪地裡做雪天使一樣，是深層、動態的脊椎拉伸，可以強化背部肌群，拉長頸部前側、肩膀跟核心的肌群。透過活動上半身，靠牆天使運動能讓脊椎恢復到適當位置、強化收緊肩胛的肌群，以及幫助維持全面的活動度。藉由伸展身體前側，這個運動可以減輕圓肩的情況，由於活動了脊椎的上中段，能紓緩頸部的關節的壓力，減輕疼痛與張力，進而改善頭部往前的不良姿勢。

- 背靠牆站直，往前走一些，讓腳跟與牆面距離大約十五公分

- 往後倒靠在牆上，骨盆後收使下背貼牆，肩膀與頭部往後收靠在牆上
- 慢慢地將雙臂舉起過頭頂，手背劃過牆面直到雙手在頭頂相觸
- 慢慢回到起始位置，手背記得要貼著牆面
- 重複五到十次

開胸運動

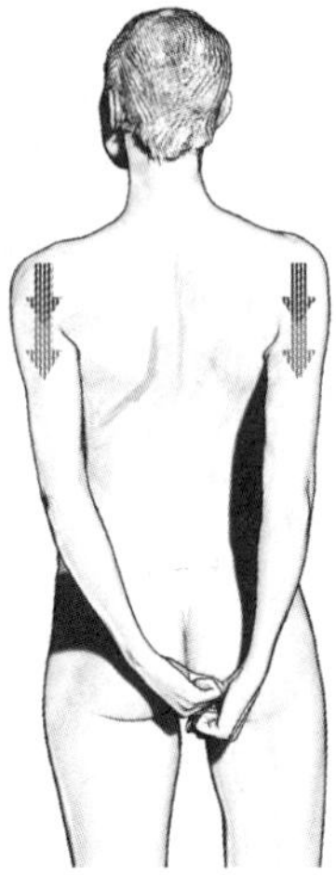

若長時間駝背久坐，因為胸部肌群緊縮弱化，導致胸腔內凹，肩膀往前並拱起上背。做開胸運動可以矯正圓背，強化維持良好姿勢的肩背部肌群。當肌肉張力減少，痠痛與緊繃自然獲得改善，擺脫駝背。

- 雙腳與髖部同寬
- 雙手在背後交握，若雙手無法交握可以使用毛巾或彈力帶

- 維持頭、頸、脊椎對齊，眼睛直視前方
- 吸氣時胸部往上推，雙手往下拉
- 維持這個姿勢做五次深呼吸
- 雙手放開，身體放鬆
- 重複五到十次

等長收縮運動

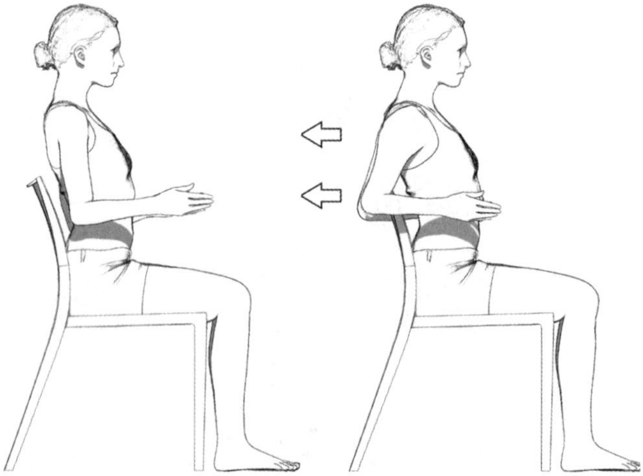

你可以以坐姿或站姿做這個運動，等長運動是指不移動到周邊關節並收縮肌群的動作，在同一姿勢下維持肌群穩定並保持固定的長度。

這樣的收縮運動能強化肩膀、手臂、背部的肌群以及肌腱與韌帶，同時可以紓緩疼痛與僵硬。

- 坐著或站著皆可，雙臂彎曲，手指往前，手掌相對

- 吐氣時收手肘，肩胛往後收緊
- 維持這個姿勢十秒並深呼吸
- 吸氣時慢慢放鬆回到一開始的位置
- 重複十次

站姿側屈

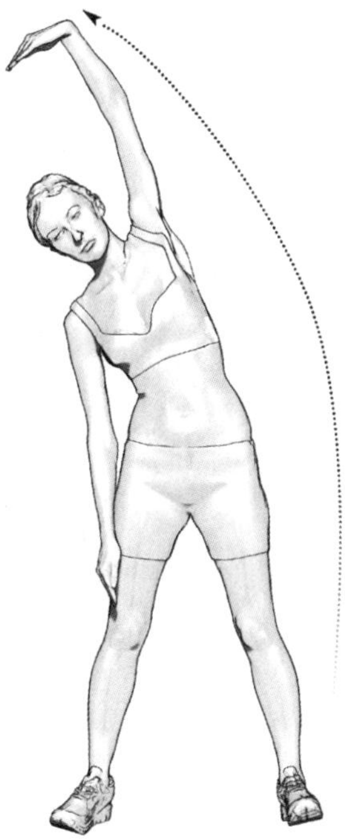

站姿側屈可改善姿勢與活動度，若長時間駝背坐在桌前，兩側背部肌群會緊縮，這樣的不良姿勢會造成側背、肌肉及髖部的壓力，導致更多背痛問題，如肺部受限影響呼吸。

左右活動或兩側屈曲能改善下背及腹部的活動度，讓脊椎有更好的支撐及良好姿勢。站姿側屈能強化核心的力量，對維持良好姿勢有很大的幫助。

- 站直挺背，雙腳稍微站開，雙臂放鬆放於身體兩側
- 手掌掌面朝下，舉起右手到肩膀位置
- 掌面朝上，右手垂直於頭頂上
- 吐氣時上半身往左側屈，同時左手沿左腿往下滑
- 維持這個姿勢三十秒
- 吸氣時回到一開始的位置，換另一邊重複同樣動作
- 重複十次

臀肌收縮運動

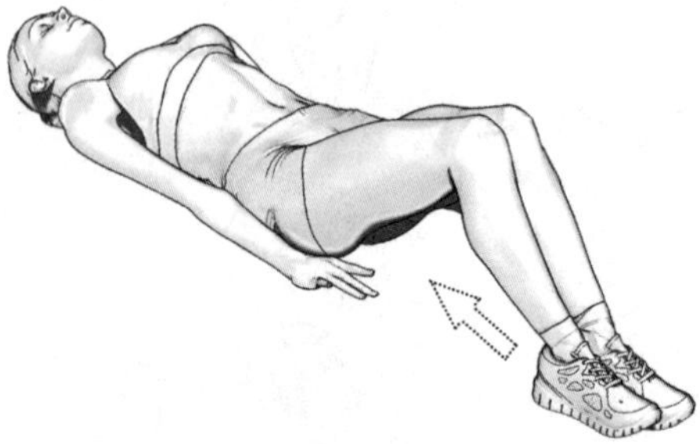

臀部肌群是由三條主要肌肉組成：臀大肌、臀中肌、臀小肌，負責腿部與髖關節的伸長、外展與內收。臀部肌群能維持髖部健康。久坐會造成屈髖肌與臀肌的不平衡，屈髖肌緊縮時，臀肌則無法拉長或出力。當臀肌虛弱無力時，下背與腿後肌群就必須代償，導致緊繃與疼痛。等長運動可強化及啟動臀部肌群。有了肌力與肌耐力，臀肌可改善髖部與骨盆位置，以維持較佳的姿勢，減少疼痛。

- 平躺並屈膝，保持雙腳與髖部之間的距離
- 雙腳約距離髖部三十公分，雙手放在身體兩側，掌面朝下
- 吐氣時緊縮臀肌並移動雙腳到靠近髖部的位置
- 維持這個姿勢十秒，接著放鬆並回到一開始的位置
- 重複這個動作一分鐘

快樂嬰兒式

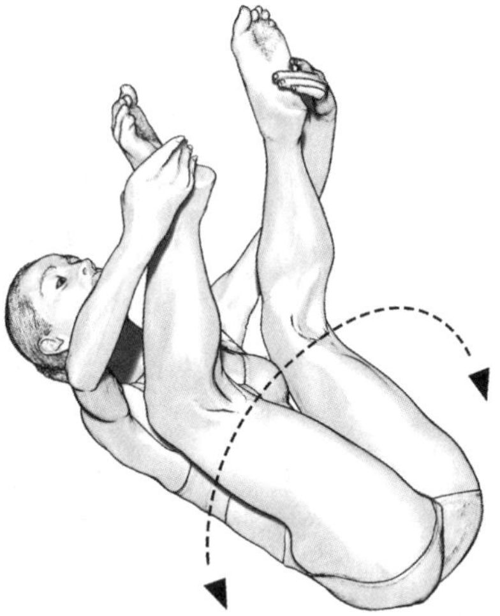

快樂嬰兒式除了很有趣好玩以外，也有許多好處。這個姿勢可以打開髖部，增加活動度並強化支撐脊椎的骨盆。透過強化下背肌群，這個姿勢可紓緩下背痛，讓脊椎、髖部、臀肌、腿後肌、肩膀肌群恢復正確位置與適當伸展，藉此減輕背部與頸部疼痛。

這個姿勢對心理層面也有好處，溫和又紓緩的快樂嬰兒式能促進放鬆，減輕壓力、焦慮與疲累感，是全面的伸展運動。

- 躺臥於地板，頭部貼地
- 雙腳彎曲，膝蓋往胸前方向約成九十度角，腳底板朝上
- 雙手抓住腳掌內側或外側，注意肩膀不要上抬，若無法讓肩部維持水平，可以先抓腳踝或是小腿
- 將膝蓋之間距離拉大並往腋下方向移動
- 勾起腳尖，同時輕輕的左右搖晃身體，連續做一分鐘

四大不良姿勢

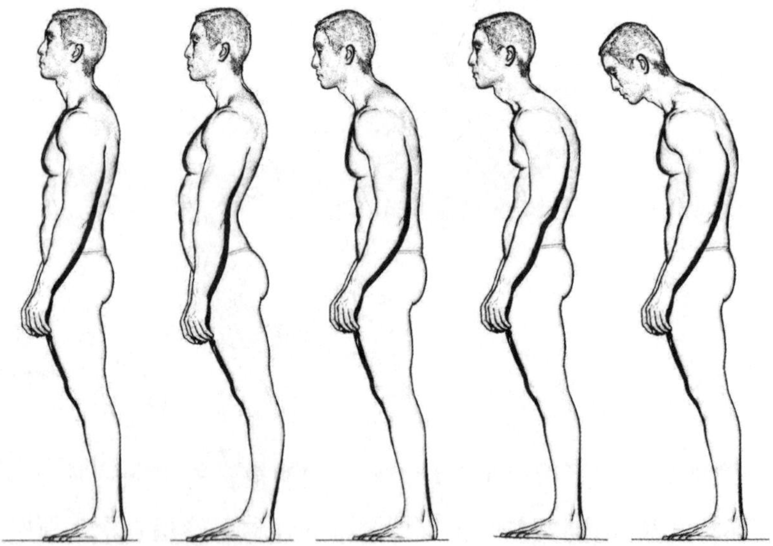

A. 正確姿勢　B. 骨盆前傾／腰椎前凸　C. 背部無曲線　D. 肩膀前縮／胸椎後凸　E. 烏龜頸

如上圖所示，這是最常見的不良姿勢：骨盆前傾／腰椎前凸、背

部無曲線、肩膀前縮 / 胸椎後凸、烏龜頸。

健康的脊椎是呈現 S 型，其曲線像是彈簧一樣維持平衡、吸震減壓與自由活動。腹部與背部肌群有助於維持脊椎的曲線。如上圖所示，不良姿勢會改變脊椎曲線，會嚴重影響脊椎與整體健康。

解說完這些不良姿勢後，本書提供一些矯正姿勢的練習與伸展，能有效改善姿勢。請參見每個伸展運動的頁數。

骨盆前傾（腰椎前凸）

骨盆前傾會讓臀部特別突出，下背的曲線會過於前彎，這就是為什麼有人也稱其為「唐老鴨姿勢」，這個站姿會讓肚子前凸、臀部後翹。頸部曲線也受影響，導致頭部往前伸、肩膀往後。這有可能是因肥胖、懷孕、骨質疏鬆症、穿著高跟鞋或趴睡所造成。骨盆前傾會弱化核心肌群。

要矯正這個姿勢，需要做強化核心與臀部的運動以及屈髖肌與大腿的伸展運動。

矯正練習：

- 高跪姿屈髖伸展（參見第 99 頁）
- 平板支撐（參見第 186 頁）
- 側躺抬腿（參見第 185 頁）
- 嬰兒式（參見第 190 頁）

背部無曲線

這個姿勢是因肌肉不平衡導致脊椎的自然曲線消失，可能會造成背部或腿部疼痛。這個姿勢會使頸部前傾、頭部往前伸，導致頸部與上背緊繃。

這可能是脊椎前側緊縮的狀況造成的，如椎間盤退化、椎間盤突出或壓迫性骨折。久坐或彎腰會造成疼痛及不適感。

要矯正這個姿勢，我建議做強化核心、臀部、頸部、肩部後側肌群的運動。

矯正練習：

- 平板支撐（參見第 186 頁）
- 側躺抬腿（參見第 185 頁）
- 牆角伸展（參見第 184 頁）
- 開胸運動（參見第 101 頁）
- 貓牛式（參見第 180 頁）

肩膀前縮（胸椎後凸）

這個姿勢會造成上背有圓背之情形，胸椎後凸者於站姿時，肩膀會前縮、低頭，上背會拱起。這讓背部與頸部承受很大的壓力，導致頸部疼痛及上背與肩膀僵硬。胸椎後凸常見於年長患骨質疏鬆症的婦女及長時間駝背坐於電腦桌前的人，尤其是電腦螢幕不在視線水平位置，要低頭看螢幕的人，跟低頭族一樣。

矯正練習：

- 平板支撐（參見第 186 頁）

- 橋式（參見第 181 頁）
- 牆角伸展（參見第 184 頁）
- 開胸運動（參見第 101 頁）
- 眼鏡蛇式（參見第 183 頁）

不良習慣

低頭族頸部問題（text neck）

這章一開頭就說明了「低頭族頸部問題」是有原因的。我發表研究後得到的回應讓我認為，許多人正因為長時間低頭看手機、平板、玩手持式電玩或其他裝置而受疼痛之苦。手機於一九八三年發行，在短短的四十年間，電子產品對姿勢造成廣泛又驚人的影響。

低頭會造成烏龜頸，導致頸部前側與脊椎承受額外壓力，進而導致椎間盤後移，增加椎間盤突出的風險。因為頸部後側肌群為了支撐拉住往前的頭部，長時間處於緊繃狀態，上背肌群拉長，而胸部肌群緊縮。低頭族頸部問題讓頸部與胸部前側緊繃，進而影響到肩膀與背部中段。

我知道民眾不會因為頸部疼痛就不使用手機，但調整姿勢可以減緩不適。最簡單的方法就是把手機拿到與視線平行的位置，以避免低頭。另一個方式就是固定時間休息，在休息時，往後伸展頸部與上背來平衡低頭的姿勢。

定期運動也十分重要。強健的頸背部能夠承受低頭造成的額外壓力，以下練習可以減緩疼痛與僵硬感。

矯正練習：

- 頸部側擺（參見第 146 頁）
- 頸部旋轉（參見第 146 頁）
- 靠牆天使運動（參見第 100 頁）
- 開胸運動（參見第 101 頁）
- 眼鏡蛇式（參見第 183 頁）

坐姿駝背

若每天長時間駝背坐在桌前，脊椎所承受的影響與站姿駝背相同，但還有可能引起其他你沒想過的問題。坐姿駝背可能造成咳嗽或大笑時的應力性尿失禁。同時，駝背會讓胃部承受額外壓力，也會壓到膀胱，坐姿駝背也會讓骨盆底肌難以承受額外壓力，餐後若呈現這樣的坐姿，會使消化變慢，進而導致胃灼熱與胃酸逆流。

坐姿時一定要注意姿勢，將脊椎維持在良好位置對於健康至關重要。

矯正練習：

- 開胸運動（參見第 101 頁）
- 橋式（參見第 181 頁）
- 貓牛式（參見第 180 頁）
- 平板支撐（參見第 186 頁）
- 眼鏡蛇式（參見第 183 頁）

抬肩夾住電話

你是否在工作或煮飯或手抱寶寶又要接電話的時候，為了讓雙手自由活動而把電話夾在肩膀與耳朵之間？身體其實無法維持這個姿勢太久，若你有這個習慣，頸部、上背與肩膀肌群會十分緊繃，維持這種不自然的姿勢會造成頸部兩側肌肉不平衡。

矯正練習：

- 靠牆天使運動（參見第 100 頁）
- 開胸運動（參見第 101 頁）
- 等長收縮運動（參見第 102 頁）
- 頸部伸展（參見第 145 頁）
- 頸部旋轉（參見第 146 頁）

改善姿勢是首要任務，因為坐姿與站姿對脊椎與整體健康的影響十分重大。良好姿勢是強健背部的基礎。本章的矯正姿勢練習是好的開始，每天都可以做，你要記得，改善姿勢比任何止痛藥都來得有效。

第 5 章

策略二：深呼吸

在做任何挑戰前要先深呼吸是有原因的。緩慢飽滿的深呼吸能平靜心情、集中注意力，有意識去做深呼吸可以紓緩緊張，對身心都有許多好處。

還記得「戰鬥或逃跑」的本能反應？在壓力大的時候，呼吸通常較為急促短淺，心跳與血壓會升高，肌肉會緊繃。肺部無法得到足夠的氧氣會加重焦慮感。當你做深度的腹式呼吸，應對壓力的生理與情緒上的反應也會改變。

深呼吸能促進充分的氧氣交換。吸氣時氧氣會從肺部移動到血流中，同時二氧化碳會從血液移動到肺部，深呼吸時可以大量交換這兩種氣體。這樣一來可以降低心跳速度與血壓，並減少肌肉緊張。簡而言之，放慢呼吸可以放鬆身體，這對脊椎有正面的影響。

受控且緩慢的呼吸也稱為腹式呼吸法或橫膈膜呼吸法。深呼吸會啟動位於胸腔底部圓頂形的橫隔膜。吸氣時橫隔膜會收緊，往下移動。這個動作可以讓胸腔空間變大，讓肺部吸到更多空氣，要讓肺部空間變大，肋骨間的肌群要把胸腔抬起。

吐氣時橫隔膜放鬆，往上移動，把二氧化碳擠出來，深度的吸氣可以讓得到更多氧氣來產出身體需要的能量。

腹式呼吸的好處

停下手邊工作，好好感受呼吸的韻律與速度，研究證實這對紓緩背痛有幫助。集中專注在呼吸而非疼痛，當疼痛不再是焦點時，它就會退居於次要。將注意力從疼痛轉移開來，就可以遠離疼痛。你若專注於呼吸，疼痛感就會減少。我必須補充一點，深呼吸的身體運動是一種即時的姿勢矯正。

腹式呼吸對生理上有許多直接的好處，你可能覺得我有點誇大，但這些好處都已經過科學實證。

促進腦內啡分泌

在做深度的腹式呼吸時，血液中更多的氧氣能促進腦內啡與腦啡肽釋放，這與快樂正面的感覺有關，是身體自然的止痛藥。他們會在身體裡傳遞「停止疼痛」的訊號，若你有慢性背痛，這是大好消息。

減輕焦慮與壓力

深呼吸能助你有效放鬆，提供大腦足夠的氧氣能刺激副交感神經系統，會啟動「休息與消化」的反應，副交感神經系統會放鬆交感神經系統負責的「戰鬥或逃跑」的壓力反應，同時減少血液中的壓力賀爾蒙，降低壓力反應所導致的呼吸急促與心跳加快，並紓緩肌肉張力。透過平息壓力反應，腹式呼吸有助於減少體內發炎。身體從高度警覺狀態轉變為平靜狀態，從壓力及焦慮狀態轉變為幸福感。由於壓力是背部問題的主因，因此平息身體的壓力反有助於減輕背痛。

促進淋巴循環

淋巴系統是免疫系統中重要的一環，負責保護身體免受致病病原侵害、維持體液水平並清除老舊細胞。與血液循環系統不同，淋巴系統沒有像心臟那樣的推進器將淋巴液推入血液，而是仰賴肌肉活動，深度腹式呼吸時橫膈膜的上下運動有助於淋巴液返回血液。刺激淋巴系統可以提高代謝廢物排出體外的速度。有效清除體內代謝廢物可以減少腫脹並增強肌力，這兩者都可以促進癒合。

增加脊椎活動

除了把注意力從疼痛轉移到呼吸之外，這種放鬆技巧還有助於脊椎健康。首先，每一次深呼吸都會自然地活動脊椎。深吸一口氣可以讓橫膈肌下降，胸壁擴張，胸椎就會伸展。吐氣放鬆時，胸椎會彎曲。深呼吸可以活動脊椎。

改善脊椎活動度，減少脊神經發炎

如你所知，腹式呼吸可以減少發炎和腫脹，從而改善脊椎關節、脊髓及神經根的移動。當脊神經能夠隨著每次呼吸在神經管中移動時，發炎的神經就會自行癒合。當神經不再發炎時，疼痛就會消失或至少能減輕。

改善椎間盤保水度

椎間盤脫水會意外導致背痛及脊椎問題。脊椎，尤其是椎間盤，儲存許多水分，椎間盤脫水時體積會縮小，增加了退化與受傷的機會。深呼吸能將更多的血液輸送到椎間盤，改善椎間盤的保水度，從而使癒合所需的氧氣及養分能夠送到椎間盤與關節。

改善中樞神經系統的健康

腦脊髓液是透明無色的液體，充滿包圍著大腦與脊髓，當作吸震緩衝的救生衣，雖然說腦脊髓液主要的功能是幫助緩衝大腦受到的衝擊與作為中樞神經系統的吸震器，它也能調節腦內的化學環境，腦脊髓液能推動從血液中過濾出來的養分及化學物質，並清除大腦中的代謝廢物，也能將身體產生的代謝廢物、抗體、化學物質及病理產物從大腦與脊髓輸送到血液中。因為大腦沒有淋巴系統，沒有像肺部一樣的運動或心臟一樣的跳動，無法讓腦脊髓液產生活動，但當你深呼吸時，腦脊髓液的活動與分配會增加，而這對維持健康好處多多。

現在你明白為什麼腹式呼吸是背痛自救計劃的策略之一，呼吸很簡單、很基礎，從出生以來就沒有停止過的事，而大多數人也並沒有認真專注於呼吸，但是事實證明，若你能專注於呼吸，學習如何控制呼吸，每天只要練習幾分鐘就好，壓力與背痛就能得到改善。

深呼吸的魔法

四十一歲的藝術學教授凱特琳，一直受到背痛及左側坐骨神經痛之苦，她第一次就診時，我發現她有出汗、不安及易怒的情況，這些全部是焦慮的症狀。她的核磁共振與 X 光影像檢查顯示在 L4-L5 椎骨處出現輕度到中度的脊椎狹窄，於是我們像凱特琳推薦背痛自救計劃。

之後，我很高興得知凱特琳背痛的狀況已大幅改善，改善效果令她驚艷，她想知道為什麼每天只花十分鐘做深呼吸可以減緩背痛與焦慮。

我告訴她她其實做了很多讓脊椎跟心靈平靜的事，讓她對自己的活動姿勢更有意識，例如她知道要避免彎腰、提重、扭腰及拉伸，這些動作可能會造成脊椎與神經發炎。

她堅持認為深呼吸是神奇的止痛藥，我解釋道，深呼吸時腹部的動作一吸一吐，橫隔膜會推拉肺部，使其達到最大空間，深呼吸可以讓身體得到更多氧氣，從而減少焦慮並讓人感覺良好。經歷傷心或疼痛時，通常呼吸會較為短淺，導致沒有充分得到氧氣。

同時，深呼吸有助於身體回歸正確姿勢，能減緩疼痛，腹式呼吸會移動並按摩脊髓及脊椎神經根周圍的脊髓液，脊神經與大腦溝通，並將訊息傳遞給身體的其他部位。

凱特琳興奮地說：「誰知道呼吸能有這麼多好處！我會把深呼吸當作是一生的習慣。」她又微笑問到：「醫師，那你還有其他神奇招數嗎？」

緩解背痛的三大深呼吸技巧

深呼吸特別吸引人的一點是，這種鎮靜技巧隨時隨地都可以使用。在練習深呼吸時，別人甚至不會注意到。

為了提供選擇，我將描述三種不同的技巧：經典的腹式呼吸、我的「數到五」深呼吸技巧及開背呼吸。

警語：若這是你第一次嘗試，你可能在做完幾次深呼吸後會感到暈眩，等熟悉這些動作後，暈眩的情況就會消失。感到暈眩時，請坐下或平躺不動一分鐘，並回歸正常呼吸。

腹式呼吸

我觀察到許多患者習慣用胸式呼吸，不良的姿勢與壓力會導致呼吸短淺，學習如何使用腹部呼吸能改善背痛。

- 練習腹式呼吸時可以坐在椅子上或平躺，找到安靜舒適的地方。
- 若採坐姿，頭、肩、頸部都要放鬆，雖然姿勢可以不用這麼死板，但切記不要駝背，這會干擾深呼吸的動作。
- 若採臥姿，膝蓋彎曲可能更加舒適，也可以在頭部或膝蓋下方放置小枕頭。
- 一手放在上胸，另一手放在胸腔下方，肚臍附近。在吸吐氣時，放在上胸處的手不動，而在肚臍附近的手應該會跟著橫隔膜的律動上下。
- 用鼻子吸氣，慢慢地、流暢地吸氣，當感到空氣向下移動，腹部會隆起，而放在上胸處的手幾乎不動，不要有意識地將腹部肌肉用力往外推。
- 吐氣時嘴巴微張緩慢的將氣從雙唇間吐出，試著把吐氣時間拉長至少是吸氣時間的兩倍，讓腹部放鬆，放在腹部的手會往下，靠近脊椎方向，而放在上胸處的手相對靜止不動。

做腹式呼吸時，要重複這個循環三次。一開始速度放緩在逐漸增快，一天做一兩次，每次可以做五到十分鐘。

「數到五」呼吸

三十六歲的妮可是四個小孩的媽，她有嚴重的焦慮、恐慌症，及肩頸疼痛需要幫忙。她來就診時十分焦慮，而她長期的疼痛，使她無法集中注意力在孩子身上，她的丈夫會從旁協助，但她覺得很不好意思有點罪惡感，她想要好好照顧孩子。她跟我說她有焦慮與恐慌症，她也適應學習如何處理這些症狀，我們在談話時，她開始過度換氣，我可以看到壓力已讓她在崩潰邊緣。

我起身走到她身旁坐下，我問她是否信任我來幫助她平靜下來，我示範「數到五」腹式呼吸法，這個呼吸法以幫助我許多病患。我請她：

用鼻子深深吸一口氣。

分五個漸進步驟感受腹部的隆起。

深吸數到五，吸氣時感受隆起的腹部。

一……二……三……四……五……

屏住呼吸幾秒鐘後，用嘴巴吐氣。

分五個漸進步驟感受腹部的下沉，一……二……三……四……五……

我跟她一起做這個循環五分鐘的時間，過後她明顯冷靜下來，妮可鬆了一口氣，向我道謝，之後她對深呼吸的力量深信不疑，我們也能順利完成諮詢。我聽了她的故事，對她進行一些檢查，並送她去做了相關測試。現在妮可知道如何有效的處理恐慌症發作。

開背呼吸運動

這個腹式呼吸的技巧可以改善姿勢也能減輕背痛。你可以用任何姿勢做這項運動——站姿、坐姿、高跪姿、仰臥、側臥、俯臥，只要是你覺得舒適，且重量可以平均分配的姿勢就行。一開始可以放鬆地坐挺。

在做這個呼吸運動時，你可以感受到脊椎長度的變化、肩頸張力放鬆，以及下腹部的肌群支撐。

- 用鼻子深吸一口氣，感受空氣往下移動到尾椎。
- 不斷吸氣直到感受到空氣到胸腔，想像把肋骨提起。
- 吐氣時，下腹部往上拉提，往肋骨後側擠壓。
- 結束吐氣時肩胛向下，拉長上背與頸部，頭擺正。

一開始可以做這個循環四次，逐漸增加到一天做五到十分鐘。

你可以三種呼吸法都試試看，找到最適合你的方法，我的病患做「數到五」呼吸法有很好的效果。深呼吸時避免過度用力，這會使身體緊繃，你必須專注於呼吸上，因你注意力從壓力上轉移，你就可以找回深層平靜地深呼吸規律。

腹式呼吸的美妙之處在於你隨時隨地都可以做，在做其他事情的時候也可以練習，你可以試著在通勤、遛狗時做，也可以在辦公桌前或是等待看診時做，只要花一點點時間就可以獲得很大的效果。一天花不到兩分鐘做深呼吸可以大幅改善你的背部及頸部疼痛。

第 6 章

策略三：用正確方式活動

你是否曾經彎腰撿東西、伸手到上方櫥櫃拿碗盤或從後車廂裡搬重物的時候，感到背部疼痛？如果你沒有注意自己的姿勢，這樣每天都會做的動作，如彎腰、提重、蹲下、轉身、拉伸、推拉，都可能會使背部受傷或讓背痛加劇。在做任何動作時都要注意脊椎，正確的使用脊椎有助於避免背部緊繃、扭傷或其他損傷。不良的身體姿勢造成背部問題的風險將會大大提升。

若姿勢不良，脊椎會承受腹部壓力，長久下來會導致椎間盤及關節退化、受傷或是不必要的磨損。我的許多患者從事需要提重或是重複性高的工作，我治療過司機先生、建築工人、護理師與看護、上班族、勞工、牙醫、倉庫物流員工、修車技師、美髮師、工廠工人、教師、照顧嬰兒的教保員等。他們的工作都會對身體造成一些損傷，來問診時，每個人感受到的疼痛程度也不同。讓病患意識到自己身體的動作是治療的一環，告訴他們要減輕脊椎壓力可以怎麼做，我親眼看見我的患者在學會如何做出正確姿勢後，頸背部的疼痛減緩了、疼痛情形也較少發作，他們也知道要如何保護背部。本章會教你在做任何動作時要如何注意脊椎。

每天負重超過四百五十公斤的人生

六十四歲的比爾快到退休的年紀，他在快遞公司工作二十五年之久，同時他也受背痛與腿後肌肉壓痛之苦，而情況是越來越糟。

我們計算了他每天要抬多少重物，平均一天有兩百件包裹，其重量有些一兩百克到二十幾公斤都有，我們估計平均每件一公斤多。他把這些包裹搬上車再外出送貨。這樣兩百件、一件約一公斤，上車一次、下車一次，累積下來每天要搬四百五十多公斤。尤其因網路購物興盛，他每天要送的包裹數量越來越多。

我解釋這樣每天的累積重量會是兩百五十倍，無論他一天處理多少重量，一周五天、一年五十週，總共的重量會是一天的兩百五十倍，若一天是四百五十公斤，一年就是十一萬公斤。若一天是兩千七百公斤，那一年就是六十八萬公斤。

搬重物時，盡量靠近身體對脊椎比較好，物流員每天搬的重量會對脊椎有更多的壓力，若把重物靠近身體時，在脊椎的壓力就是重物的一半重量，若離身體四十五度角，脊椎就要承受重物兩倍的重量，若呈九十度角，則是重物四倍的重量。

這個數字讓比爾意識到：他每天工作前，得像運動員一樣先暖身。他遵循背痛自救計劃中強化核心肌力的運動，持續訓練三個月，接下來，他也開始做深呼吸、伸展、肌力訓練，在工作前則是做有氧運動當暖身。比爾對退休後的生活有很多期待，他相信背痛自救計劃能讓他好好享受退休後的生活，不受疼痛所苦，考量到他的工作性質，這將是一大成就。

當你三十歲後，必須開始注意身體動作，當然無論年齡都需要注意，但年紀越大，背部受傷的機率也就越高，你也可能有過肌肉、韌帶、椎間盤損傷的經驗，這可能會讓你在未來更容易再次受傷。此外，年紀越大，肌肉與韌帶的活動度會減少，椎間盤會變得脆弱，只要一點動作不良，就可能導致受傷或長期背痛。

本章說明避免背痛產生的正確姿勢與動作，在經常觸發背痛的情況下，如咳嗽、打噴嚏或長時間駕駛，你會知道如何保護背部。

護脊基本守則

保護脊椎的三大基本守則：

- 保持脊椎直挺
- 使用良好支撐
- 不要彎曲或扭動脊椎

正確的彎腰動作

在撿東西或從後車廂搬東西時，若你直接彎腰拿，可能會導致問題，直接彎腰會讓背部看起來像一個C型，這樣會對椎間盤施加不必要的額外壓力，不良的彎腰動作會讓下背承受更多重量與壓力，以下是正確可以保護背部的彎腰方式：

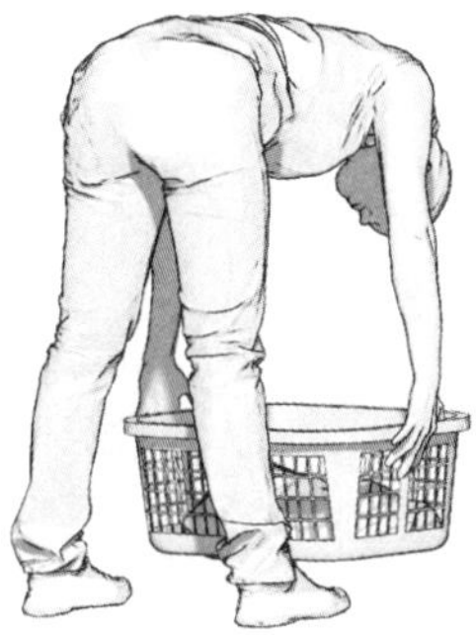
不良的彎腰動作

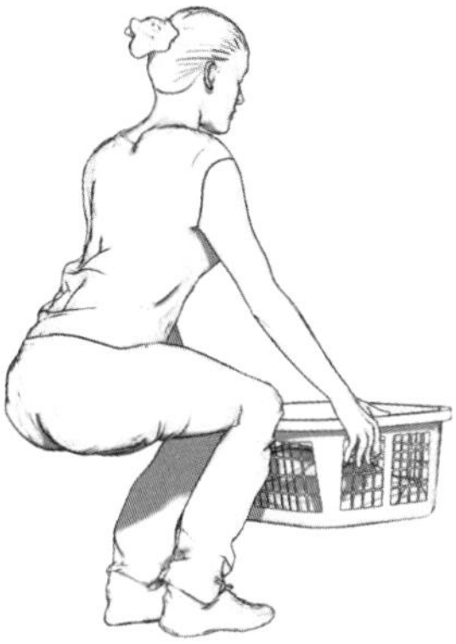
正確的彎腰動作

- 眼睛直視前方，視線不要往下
- 保持頭部與脊椎挺直
- 收緊腹部，核心用力
- 彎曲膝蓋慢慢下蹲
- 雙腳與髖部同寬，腳跟實踩在地板上
- 把要拿起的東西放到靠近身體的位置之後再起身
- 雙腿用力蹬地，起身時記得背部打直
- 搬東西時盡量在腰部位置並靠近身體

若你是在搬後車廂的東西或是從比較矮的桌子上拿東西的話，原則大致相同：

- 不要直接彎腰，彎曲膝蓋下蹲

- 保持背部打直
- 不要扭動身體
- 若要向前傾，整個身體都要往前，不是只有手臂往前，不然背部會承受很大的張力

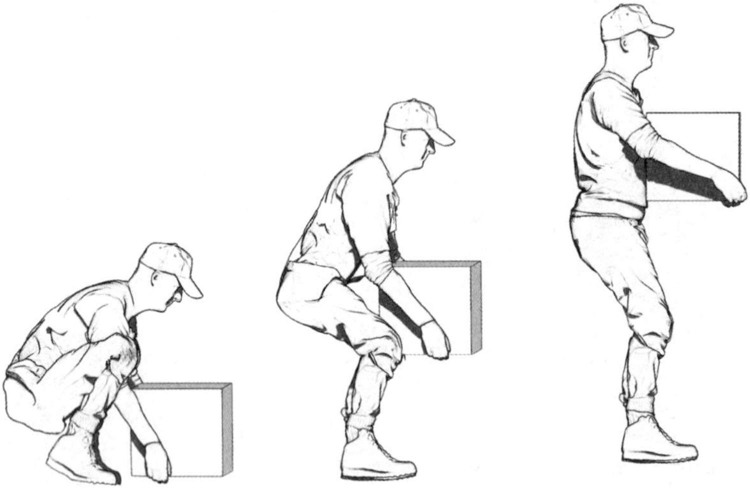

正確的提重動作

彎曲膝蓋而非直接彎腰的原則，同樣可以套用在提重上。

在提重時，要知道自己的極限在哪，要是真的太重，不要自己一個人搬，這不是拉傷背部比賽，務必請人幫忙一起搬。

在提重時切記不要扭轉身體，否則很可能造成疼痛，若必須轉動，在站直的時候轉動腳的方向來轉動。

搬東西之前，最好要知道要搬什麼、要搬去哪裡跟要怎麼搬，因為在搬東西的途中，最好不要遇到障礙物。

保護背部的重要原則：可以用推的就不要抬起來。

最後，記得使用手推車或拖板車，使用工具來搬運東西可以避免背部受傷。

- 雙腳與肩同寬呈現良好的支撐，並站在離物品最靠近的位置
- 彎曲膝蓋下蹲，背打直
- 收緊腹肌，不要拱背
- 深吸一口氣，提起來的時候吐氣
- 靠雙腿站直提起重物，而非背部，確保不要一邊提重一邊扭動身體
- 將提起的重物盡量靠近身體，位置大概在髖部與肩膀之間
- 提重時動作要流暢，要能控制身體
- 在跟他人一起抬重物時，動作要一致，其中一人負責發號司令，說什麼時候抬起、開始搬運跟放下

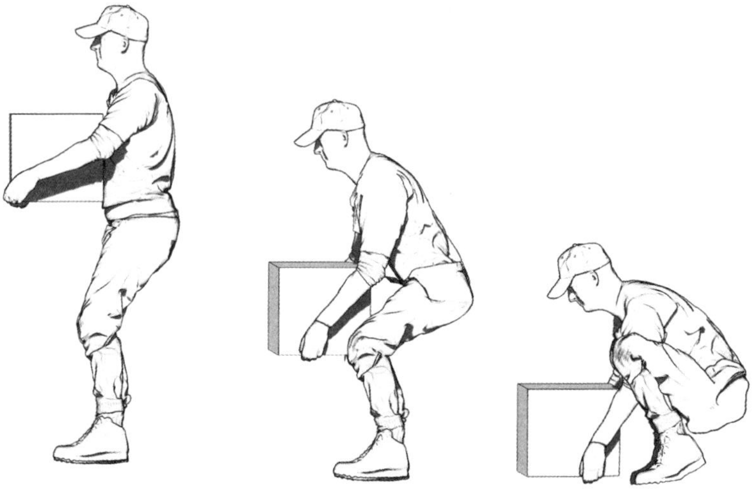

正確的放置動作

把物品放下是提重的相反，把正確的提重動作倒過來做就可以。

- 彎曲膝蓋慢慢下蹲來放置物品
- 背部打直，讓重物靠近身體中心
- 若要放到桌上，先放在桌子邊緣後，再用身體跟手臂往前推
- 若要放到地上，彎曲膝蓋慢慢下蹲，背部打直，下蹲時把重量靠近身體

正確的轉身動作

你有注意到直接扭腰對脊椎可能造成損傷嗎？扭腰的動作尤其對小面關節有很大的影響，直接扭腰會讓你容易受傷的下背承受所有重量。

- 轉動雙腳，而非直接扭腰
- 保持背部挺直
- 維持雙腳間距
- 將重量放在身體前面

正確的拉伸動作

看起來就像舞者伸長手臂，你有踮腳尖嗎？把腿往後抬？往前伸展？這都不是我想要你做的動作。往外拉伸的動作會造成椎間管裡的神經根牽引拉開，若拉伸的距離很遠，脊椎壓力會因距離過大而放大。過度拉伸時，頸部會拉長，椎間管會變窄，若拉伸距離較近，脊椎會彎曲，增加神經根的空間。

無論是坐姿還是站姿，要拉伸的時候，請記住以下重點：

- 讓自己的身體位置盡量靠近要拿的物品位置，越近越好以避免過度拉伸，若是站姿，不要踮腳
- 不要直接彎腰、扭腰或是過度拉伸，站姿時，彎曲膝蓋穩定身體
- 以手臂與雙腿來支撐重量，而不是讓背部承受重量

重複性動作的職業傷害

羅倫斯五十七歲的時候來找我看診，他從事油漆工作三十年，五年當學徒，三十年是專業油漆師傅，技術好得沒話說。工作時，他常感到頸部疼痛，痛感甚至放射至手臂，而拉伸這個動作會讓他的症狀更加嚴重。

他的核磁共振與 X 光影像檢查顯示在 C4-C5、C5-C6、C6-C7 椎骨處有嚴重的頸椎狹窄，必須進行手術來改善脊髓與神經跟壓迫的情況。要向他敘述他的狀況有多嚴重並不容易，他需要動三次脊椎融合手術，這讓他開始考慮退休。我跟他說若是持續工作，其他的頸椎骨也會遭受磨損，造成椎骨交接處狹窄。他明白手術的必要，但並不打算就此退休。他需要照顧家人，因此決定暫緩手術。

於是，我跟羅倫斯介紹了背痛自救計劃做為治療的一部分。我跟他說他必須在工作時，盡量避免彎腰、提重、扭腰及拉伸，尤其是拉伸這個動作，重複做這個動作會讓頸神經惡化，加劇脊髓壓迫的現象，讓狹窄的形況加重。我解釋

道，重複的拉伸會造成從狹窄的椎間管穿出的神經移動，導致疼痛不適，及神經張力過大的症狀。

我跟他說他必須要改善工作時的動作跟姿勢。若他可以使用工作梯而非以拉伸的動作去油漆高處，就可以保護神經，這樣一來也可以避免過度延伸頸部，抬頭上看會造成椎間管狹窄，若他身體可以前傾呈屈曲姿勢，就會讓脊髓及神經根有更多空間，這樣可以大幅改善疼痛的狀況。

當工作感到不適時，我建議他固定時間休息，做一些伸展運動，以他的情況，我建議他可以做頸部側擺（參見第146頁）、頸部旋轉（參見第146頁）、靠牆天使運動（參見第100頁）、牆角伸展（參見第184頁）及眼鏡蛇式（參見第183頁）。

他也需要一些肌力訓練來放鬆與強化肩膀及核心，為此，我建議開胸運動（參見第101頁）、等長收縮運動（參見第102頁）及平板支撐（參見第186頁）。

同時我也教他「數到五」腹式呼吸技巧，他可以每天做，工作時也可以做深呼吸，他跟我說做完深呼吸，可以明顯感受到發炎的神經鎮定下來，還有使用工作梯來油漆高處，可以不用一直抬頭，也避免過度拉伸，羅倫斯可以不用現在退休，職涯可以延長十年。

羅倫斯終於退休時，他同意做頸椎融合手術，術後狀況良好，疼痛幾乎消失，他現在仍使用背痛自救計劃中的運動與練習來維持頸部與手臂的健康，目前他的退休生活比他想像中還要美好。

正確的過頭拉伸

要伸手拿超過頭頂高處的東西，這個動作可能有些風險，要謹慎小心才不會受傷。

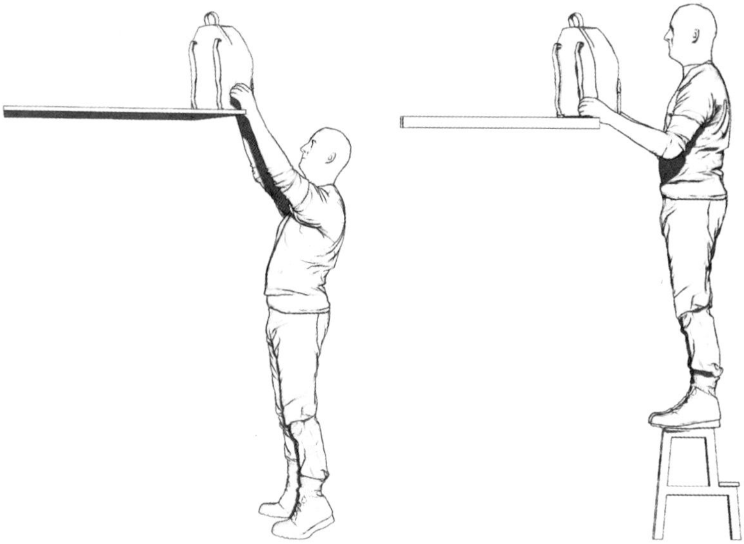

不良的拉伸　　正確的拉伸

- 先確定要拿的東西有多重再伸手去拿，先試試看拿起一小角，打算從肩膀上方舉起或放下物品時，要盡可能減輕重量
- 讓自己的身體位置盡量靠近要拿的物品位置，控制在自己感到舒適的拉伸範圍，不要過度延展，不要直接彎腰、扭腰或是過度拉伸
- 一腳在前、一腳在後以支撐身體
- 以手臂與雙腿來支撐重量，而不是讓背部承受重量

- 讓重量靠近身體
- 有必要時，請使用腳踏板，腳步站穩，讓自己離要伸手拿的物品近一點
- 從肩膀上方放下物品時，請將重量靠近身體，緊緊抓住，再從身體下放到腰部，然後繼續動作

重複性高的動作

正確的推拉動作

記得，推永遠比拉好，推這個動作對背部來說相對安全，因為只使用下背的一些肌群，而且在推東西時，可以看到前方。

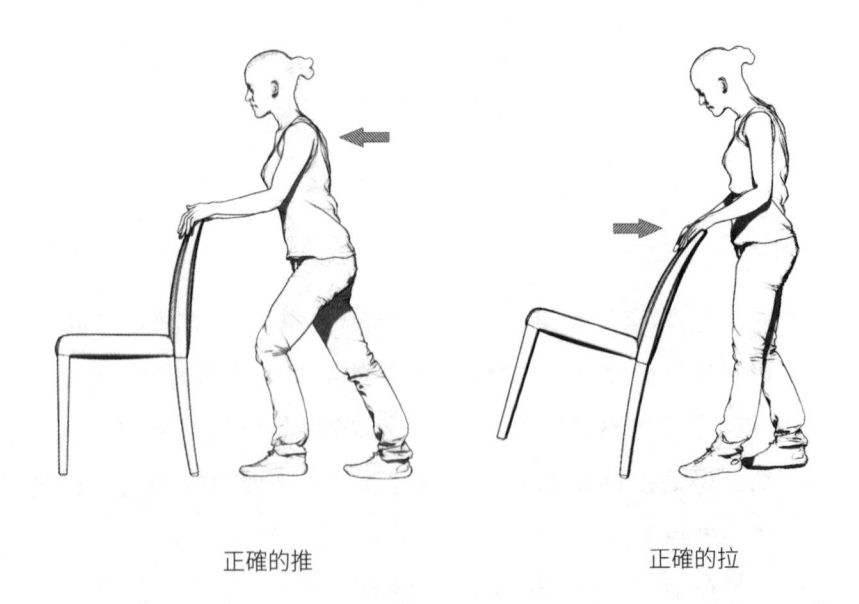

正確的推

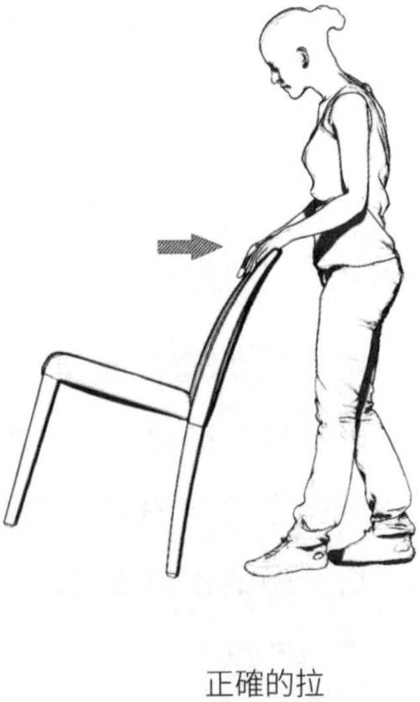

正確的拉

- 讓身體靠近物品，不要前傾，推拉時切記背部打直

- 可以推，就不要用拉的。推的力量比拉的力量多兩倍，而且肌肉不會有過度的張力，在推比拉還要常用到腹部肌群，拉的動作會讓背部承受較多壓力
- 使用雙臂
- 推東西時腹部肌群用力
- 不要扭腰，保持髖部與推動方向一致
- 用身體的力量去推，而不僅僅用腳的力量
- 要拉東西時，面對物品。面朝前方拉動身後物品可能會導致身體力學不良，增加受傷風險，面朝物品可以利用體重安全拉動重量

突然的動作：咳嗽、打噴嚏、打哈欠及大笑

有時，咳嗽或打噴嚏、打哈欠，甚至大笑都可能導致急性背痛或讓舊傷復發。在做這些看似無害的動作時，民眾往往會駝背並把身體向前傾。這樣的動作會給背部帶來壓力，導致下背痛或背部痙攣。嚴重咳嗽會拉傷或撕裂韌帶。當脊椎以這種方式彎曲時，椎間盤的壓力會明顯增加，使其容易受傷。受壓迫的椎間盤可能會撕裂，或可能加重病情。若你有椎間盤突出，咳嗽會加劇疼痛。快速、用力前彎會對脊椎的神經根造成壓力，導致急性背痛或加重慢性疼痛。

保護自己免受咳嗽引起的疼痛，記得以下兩點：

- 注意你咳嗽、打噴嚏、打哈欠或大笑時的姿勢，不要駝背，確保脊椎保持自然曲線，以減少椎間盤的壓力。
- 有良好的支撐，當你覺得要咳嗽時，將手平放在堅固的平面上，如桌子或檯面，這樣可以穩定身體，減輕脊椎的壓迫。

記住以上兩點，你可以避免背痛發作或受傷。

長時間開車

許多我的病患在長時間開車後會出現背痛，但要是塞車的話，即使是每天上班這樣的短程駕駛，似乎也會導致或加劇患者的背痛。因此，我決定研究開車對背部的影響。

在我的研究中，我偶然發現一個現象，稱為「全身震動」（whole-body vibration），當車子開始行駛的時候，身體會感到許多力量，如加速、減速或左右搖晃，全身震動常見於開車時，車子開過路面時的震動會傳導到腿部跟脊椎，科學證實會導致肌肉骨骼疾病，尤其時下背痛最為常見，手臂、肩膀、頸部也可能出現疼痛無力的狀況。

另一個開車可能影響的部位就是雙腳，右腳必須踩油門，所以雙腳無法同時平踩提供身體所需的穩定。若是開手排車，兩腳都要活動，身體的穩定性又會降低。因此，脊椎就要承受這些震動，從而導致背部問題。

患者告訴我，最糟的部分就是開過路上的凸起物，這會震動整個脊椎。在開車前，我們可以做足準備以確保行車順暢。就長途駕駛而言，可以事先確認避震器是否正常運作，輪胎是否過度磨損。有人會減低胎壓，有人會準備椅墊或腰靠，有人則是準備熱敷或冰敷袋來止痛紓緩。

開車前有很多事可以做以確保背部安全：

- 清空褲子後面口袋，臀部壓到口袋裡的皮夾或手機會讓脊椎位置不正確。

- 調整座椅及頭枕：

  ▸ 坐靠近方向盤的位置，胸部離方向盤至少十五公分以確保安全氣囊打開後的衝擊距離；若離方向盤太遠，伸手搭在方向盤會讓下背、頸部、肩膀及手腕承受更大的壓力。
  - ▸ 離方向盤較近時，也無需費力就可以踩到油門煞車。
  - ▸ 膝蓋略高於臀部可以減輕下背與腿後的壓力。
  - ▸ 正確的坐姿是將椅背調整至一百至一百一十度角，肩膀收到髖部位置些微後方。
  - ▸ 頭枕要靠在頭部後側中心，為維持良好姿勢，頸部與頭部後側應在中立位置。
  - ▸ 必要時使用腰靠，若沒有腰靠，也可以把毛巾或衣服捲起來，支撐腰部曲線的位置。
- 調整後照鏡方向，在不必扭動身體的情況下也有良好的視野。看兩側後照鏡時，應該只需要移動視線即可，記得在坐正之後再調整後照鏡方向。視線的變化會提醒你正彎腰駝背，需要調整姿勢。
- 改變方向盤的握法。因為安全氣囊的關係，專家建議把手放在九點和三點鐘位置，這個位置可以讓手肘放在扶手上，以避免上背疼痛。
- 如果有巡航控制系統的話，在長途駕駛時記得使用。
- 若有加熱座椅，記得打開。這有助於放鬆緊繃的肌肉，若車子沒有配備加熱座椅，也可以購買加熱椅套。
- 維持同一坐姿太久會讓背部肌肉僵硬，導致疼痛或痙攣。開車兩小時後，記得要休息十五分鐘。若你有背部問題，休息的頻率要更高，每三十分鐘就要休息一次。你可以路邊暫停，下車走動並伸展身體，這樣可以刺激下背的血液循環。

- 時常改變位置。在中途休息時，記得在座椅上伸展或活動一下，你也可以常常微調座椅，任何可以安全進行的活動都有助於減輕疼痛。
- 以正確的方式進出車子可以保護背部。上車時面朝外，背部先進到車內，慢慢坐下，轉身面向前方，再把雙腳收進車內，切記不要扭腰或背。下車時，身體往前靠，面轉向車門，雙腳踩穩地面後再起身，有必要時可以手扶車門來穩定身體。

無論是在工作中彎腰或提重、站立教學或從事護理工作，還是整天坐在電腦前，以正確的方式做動作是防止背部受傷的最佳良方。了解良好運動的力學能保護你免受急性疼痛或長期磨損引起的慢性疼痛之苦。知道如何正確做動作後，接下來就是如何擺脫沙發馬鈴薯的生活習慣，接下來的章節會說服你要多多活動身體。

第 7 章

策略四：起身與活動

想想看你一整天花了多少時間坐著或躺著，一天當中有幾個小時是坐在辦公桌或會議桌前、坐在餐廳、坐在車子或公車火車裡面？回到家時，你是直接躺在沙發看電視或是坐在電腦桌前？這些讓生活更省力的東西讓我們越來越不想動，不管是上網買東西、把電視轉台、開車庫大門或是接電話，都不需要離開座位，每天要起身做的活動真的不多。

美國民眾花百分之五十五到七十的時間坐著或躺著，每天平均七點七到十五小時，要是再加上七小時的睡眠時間，可能一天內會有長達二十二小時是不動的，這樣的狀況會危害整體健康，對脊椎也是嚴重傷害。

久坐跟吸菸一樣糟糕。研究證實，久坐或久臥會增加罹患慢性疾病的風險，如心臟病、糖尿病及某些癌症。長期缺乏活動也會影響精神健康。時常活動身體者會比缺乏活動者活得更久，若你時常缺乏活動，很有可能會有過重、第二型糖尿病、心臟病、憂鬱焦慮等情況出現。

對脊椎而言，長期缺乏活動會造成腫脹、椎間盤營養不良及退化。椎間盤本身沒有血管，它們仰賴鄰近血管的擴散作用來獲取營養（主要是葡萄糖與氧氣），同時排出代謝廢物（如乳酸）。體液交換有助於減少已受傷的椎間盤周圍其他軟組織的腫脹，而運動能促進血液流動，充足的血液能帶來氧氣修復椎間盤，有助於代謝乳酸與細胞代謝的其他副產物。

每坐一小時就要起身休息

要避免久坐不動的負面影響，最好的方式就是每小時起身活動二到五分鐘，站立可以減輕頸部與下背的壓力，增加血液循環，尤其是下肢的血液循環。每小時的起身休息時，可以做改善姿勢的伸展運動（參見第 99 至 105 頁）。

我可以寫好幾頁缺乏活動的壞處，但我更想專注於告訴大家多多活動身體的好處。最有效對抗壓力的辦法就是多多活動，運動可以提振精神，消除負面情緒，活動身體可以調整心情。充足的血液流動到大腦可以讓你用更正面的態度面對生活，充足活動的生活不僅讓你體態精神變好，面對生活的態度也更加樂觀。

當運動變成生活的一部分，你可以感受到整體的幸福感，代謝會加速，體重也隨之下降，而壓力的負面影響減低讓睡眠品質提升。運動可以促進腦部分泌「快樂賀爾蒙」，以減輕憂鬱與焦慮。運動可以強健骨骼、肌肉與關節。如你所知，運動的好處能實現背痛自救計劃的目標。

活動身體對脊椎健康也十分有幫助，運動能強化、伸展、修復支撐背部所需的肌群。背部及腹部肌群支撐椎骨、椎間盤、小面關節與韌帶。當背部及腹部肌群無力無法提供支撐時，肌肉、韌帶與肌腱就更容易拉傷或扭傷。此外，訓練背部可以保持韌帶及肌腱的結締纖維柔軟，減少僵硬，以防止撕裂、受傷及產生背痛。

背痛自救計劃其中的關鍵策略就是要你起身活動，當沙發馬鈴薯或久坐在辦公桌前都會造成問題。我並不是要你一夜之間變成健美選手或馬拉松跑者，你只需要意識到每天都要多活動身體，這樣一來你會更有活力，有更多活力就會讓你更想活動。

官方運動指南

只要一週四天做中度運動，每次三十分鐘，就可以擺脫缺乏運動的生活型態。在二〇二〇年，美國衛生及公共服務部出版了運動官方指南，讓民眾有努力的目標。你不需要在第一天就想要達成所有目標，這個指南是最理想的情況。在一開始要為自己設下實際的目標，若期望太高反而會讓人失去動力，以緩慢漸進式的方式往前推進即可，看見自己的進步就是最大的動力。以下為官方的運動指南：

- 十九歲以上的成人應每天保持活躍，意思是在一天內活動的時間要比坐著的時間要多。
- 中強度運動應至少每週總計一百五十分鐘（兩小時三十分）至三百分鐘（五小時），一次只要做十分鐘就可輕鬆達成，意思是每天要做二十二到四十五分鐘，日常生活中的活動如遛狗、做家事、整理庭院也都可以算在內。
- 你也可以選擇做強度較高的運動來放大運動的好處，每週總計七十五分鐘（一小時十五分鐘）至一百五十分鐘（兩小時三十分鐘），意思是每天做十一到二十一分鐘。

- 你也可以中強度與高強度運動交替，一分鐘高強度的運動效果等於做兩分鐘的中強度運動。若你的運動強度很高，運動量則須減半。
- 建議每週兩天或多天進行中強度或高強度的主要肌群肌力強化訓練。
- 有跌倒風險的年長者應以改善平衡與協調性的運動為主。

什麼是中強度運動？

若你不清楚中強度與高強度運動之間的區別，身體會告訴你，中強度運動不會太過費力：

- 你的呼吸會加快，但不會喘不過氣
- 運動十分鐘後，會輕微出汗
- 你可以與人對話，但無法唱歌

為了讓你了解什麼是中強度的活動，請看以下例子：

健走（時速四公里）
騎腳踏車（時速十五到二十公里）
爬樓梯
水中有氧運動
做家事，如吸地板、拖地等
網球雙打
水中有氧
清掃落葉

洗車

什麼是高強度運動？

這樣的運動是很有挑戰性的，以下為參考：

- 呼吸劇烈且急促
- 僅僅運動幾分鐘後就會出汗
- 講幾句話就要停下來喘口氣

以下為高強度運動的例子，以便你與中強度運動區分：

競走或爬山

騎腳踏車時速超過二十公里或騎上坡道

跑步或慢跑

肌力訓練

跳繩

打網球

長泳

鏟雪

越野滑雪

跳舞

背痛自救計劃其中的關鍵策略就是要你起身活動，在接下來的章節會介紹更多活動，你可以輕鬆地將它們融入生活中，運動帶來的好處是無法計算的。

讓自己多活動

你不需要花好幾個小時在健身房裡做到力竭，慢慢穩定的訓練即可。若你時常久坐不動，第一步可以先試試看站久一點，不管是做什麼動作都可以，如每二十分鐘起身一次、走六百公尺，或是站著兩分鐘也可以。你可以設定鬧鐘提醒自己該起身動一動。

在生活中多活動並不是種折磨，我覺得活動是種休閒娛樂，像是散步、整理庭院、跳舞、騎腳踏車、登山、做瑜珈、打網球或高爾夫，都是有趣又能活動身體的事。健走、游泳跟騎腳踏車有助於減緩背痛，我覺得這些休閒活動就像是活動類的冥想。重複一致的活動可以改變你的意識狀態，創造一種安寧平靜的感覺。

為生活增添活力的簡單方法

- 講電話時站立或來回走動。
- 把遙控器藏起來。
- 每天午餐及晚餐後散散步，不要走得來速買東西。
- 種植一些花草，整理花圃。
- 去上健身課。
- 一邊做家事一邊跳舞。
- 搭大眾運輸工具的時候盡量站著。
- 動一動身體。
- 要跟同事講事情的時候，走去他的辦公室取代寄E-mail。

- 開始嘗試一些充滿活力的活動，如鋼管舞、瑜珈、滑雪、擊劍、芭蕾、騎自行車、登山。
- 使用手機內建的計步器或配戴健身手環。
- 幫朋友帶小孩。
- 不搭電梯或是提前一或二樓出來再爬樓梯。
- 參加運動社團。
- 走路或騎腳踏車上班。
- 邊看電視邊做一些簡單的手臂訓練或伸展運動。
- 在廣告時間做平板支撐。
- 坐公車或捷運時提早一站下車再走路過去。
- 在排隊或等待看診時，做提踵（小腿上提）或是小腿伸展。
- 跟朋友約健走而不是約在咖啡館或餐廳。
- 使用站立式工作桌、飛輪健身車或跑步機。

你懂我的意思，有數不清的方式能增加活動量而且又有趣。

有氧運動對於脊椎健康至關重要，因為可以增加流向背部的血液，而有氧活動所產生的深呼吸可以改善脊椎關節，特別是小面關節、脊髓與神經根的運動，並增加腦髓脊液的流量與分布。此外，有氧運動可以減少關節及神經根腫脹的問題，改善椎間盤的飽水度，並向椎間盤及關節輸送更多的氧氣及養分以促進修復。

若你有背部問題，我不建議做高強度有氧運動，撞擊與震動只會加劇疼痛。你不必為像馬拉松選手那樣訓練，也能從運動中受益。健走對脊椎有很多好處，能促進脊椎關節的活動度及神經根的移動與功能。小面關節及神經移動得越多，感覺就會越好。在走上坡時，脊椎關節處於彎曲、開放的位置，若你有神經根緊繃的情況，可能有所幫助，步行上坡可以幫助脊椎狹窄的患者，因為這個動作可以讓椎間管有更多空間。

合腳的鞋子

合腳的鞋子十分重要，尤其是你的工作需要經常走動或站立的話，如醫師、護理師、教師、服務員、空服員等。成人平均每天走四千到一萬八千步，男性的步數又比女性多，鞋子合不合腳決定了踩地的力量，也就是腳壓反彈力量。

有些人的腳處於外旋或外捲位置，其他是處於中立旋轉位置，還有一些人的腳處於內旋位置。足弓有高足弓、中足弓或扁平足。許多專業的運動用品店有免費的步態分析，他們可以為你客製足弓支撐，以優化減震效果。

休閒運動鞋提供多種支撐、柔軟、彈性、吸震功能，我建議最基本選擇，適當尺寸、長度與寬度。跟鞋類專家一起決定你的腳型，再試穿一些鞋子感受一下舒適度、吸震度與觸感。不合腳的鞋子可能直接造成背部疼痛。我推薦我的病患穿 NIKE 的 AirMax 360 型號，這款運動鞋相當輕、吸震功能佳，可以幫助他們在行走時減少腳部衝擊，這種衝擊力道會反射到脊椎，從而導致背部疼痛。

你踩的路面並非一致

走在人行道上的反作用力很大，當腳踩踏在堅硬的地磚上，同等的力量會反彈回到腳上，堅硬的水泥地磚反彈回來的作用力會回震到身體上，可能造成肌肉痙攣或頸背部疼痛。

走在鬆軟的地面上，反作用力較小，踩踏時腳下的土會移動而吸收掉這個作用力，於是反彈回腳上的作用力也較少。基本上，走在鬆軟的地面身體承受的衝擊力較小。鬆軟的地面的踩踏感較好，回震力道較小，對於年長的運動員或是想延長健走及跑步壽命者，也許是最好的選擇。

遠離疼痛

最簡單可以增加每日活動量的運動就是走路，你可以把車子停在離超市入口較遠的地方、提早一站下公車再走到目的地、跟朋友一起約去健走而不是去咖啡廳，而且一邊走路也可以一邊喝咖啡不是嗎？這些都有效果。你不用在一開始就把目標設定在每天一萬步，若你每天本來就是很少活動的人，一開始可以先試試走路五分鐘，再逐漸增加到三十分鐘，這三十分鐘不一定是要連續的，你可以把三十分鐘分段。

漸漸地你會感受到改善，這樣一來你會更有動力持續下去。你可以在戶外散步，享受陽光跟新鮮空氣，也可以在室內用跑步機。為了最大化走路的好處，正確的動作姿勢十分重要。以下為幾個重點：

- 維持頭部挺直，水平直視前方
- 肩膀放鬆但不駝背
- 收緊腹部以支撐脊椎
- 走路時不要身體向前傾
- 步伐不需太大，自然就好
- 手臂靠近身體，手肘成九十度角，走路時前後擺動雙手，不要同手同腳
- 不要緊握雙手或握拳，雙手應該放鬆
- 踏步時由腳跟與腳掌先著地，再到腳尖，用前腳掌與腳趾將身體推動往前
- 使用跑步機時，盡量不要把手放在扶手上，速度放慢以避免失去平衡
- 一開始走五分鐘，逐漸加長到至少三十分鐘，一週至少三到四次
- 快步行走，但維持呼吸順暢，不要喘到不能說話

隨時隨地都可做的二十種伸展運動

沒時間運動？為解決這個問題，我收集了二十個可以在辦公桌前或是任何地點都可以做的伸展運動，而且許多運動你在做的時候，周圍的人也許不會注意到。

把這些伸展運動融入到每天活動中有很多好處，這些簡單的動作

能降低肌肉張力、幫助放鬆、改善平衡與姿勢、增加活動效率，以及紓緩疼痛與抽筋。

這二十個動作沒有一定的順序，也沒有一定要一次二十個全做完，你知道自己身體哪裡最緊繃，你就可以做那個部位的伸展運動去紓緩。

低頭與抬頭（頸部前屈與伸展）

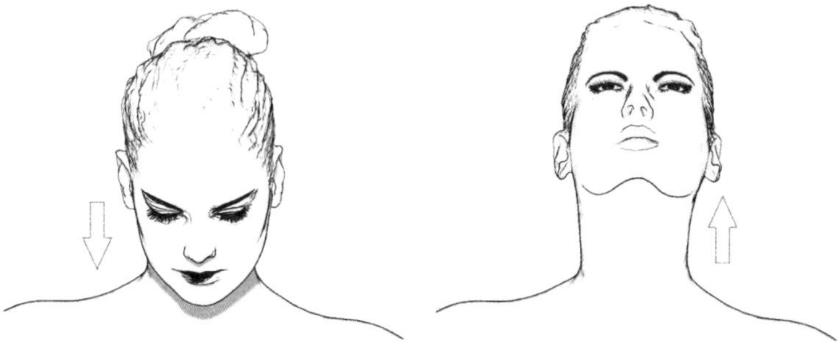

這個動作可以減低頸部前側與後側的肌肉張力，增加活動度。頸部向前彎曲時，肩膀上半部的肌群也會受到拉動，抬頭時，也能伸展到胸部肌群上半部，尤其是長時間看電腦或駝背的人，最需要這樣的伸展。

- 坐在椅子上時，雙腳平放於地板，頸部及脊椎在中立位置，切記脖子不要往前伸或過度往後收
- 挺直脊椎，下巴慢慢往胸肌方向下沉，維持這個姿勢十秒鐘
- 慢慢抬頭，把頭往後仰，眼睛直視天花板，維持這個姿勢十秒鐘
- 回到一開始的位置，重複五次

頸部側擺

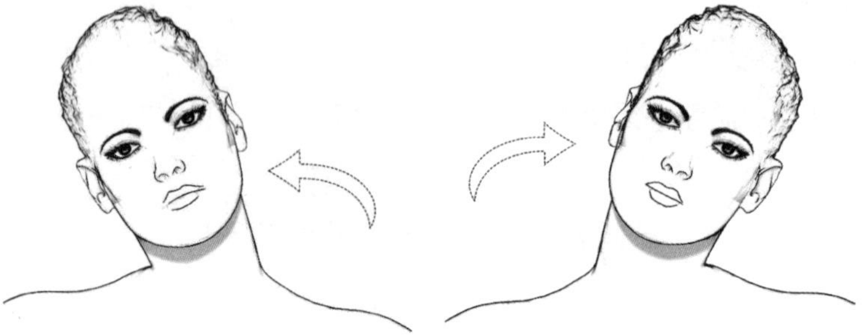

這個動作可以活動到頸部兩側，這些伸展運動的目標是為了讓頸部肌群更強壯與靈活。有了良好的伸展，這些肌群能有效支撐頸部與放鬆。

- 坐著背打直，雙腳平放於地面，慢慢將頭往右邊側擺，讓耳朵盡量靠近肩膀，切記不要抬肩或過度勉強，維持這個姿勢十秒鐘
- 回到一開始的位置，將頭往左邊側擺，維持這個姿勢十秒鐘，重複五次

頸部旋轉

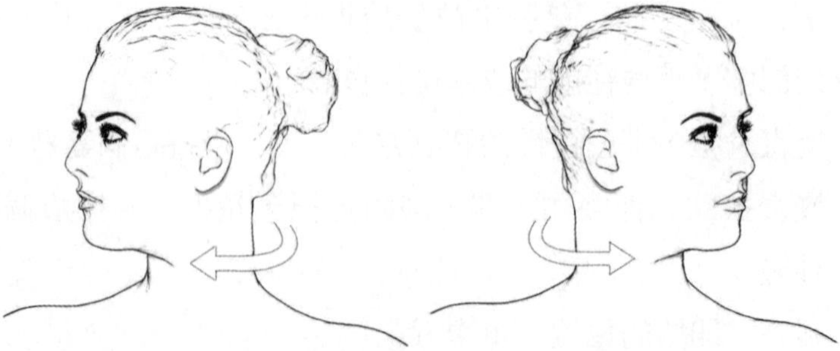

轉動頸部可以減輕頸部疼痛並改善頸部活動度。

- 背部打直，下巴抬高，把頭往右轉，保持肩膀放鬆，維持十秒鐘
- 回到一開始的位置，再把頭往左轉，維持十秒鐘
- 回到一開始的位置
- 重複五次

聳肩

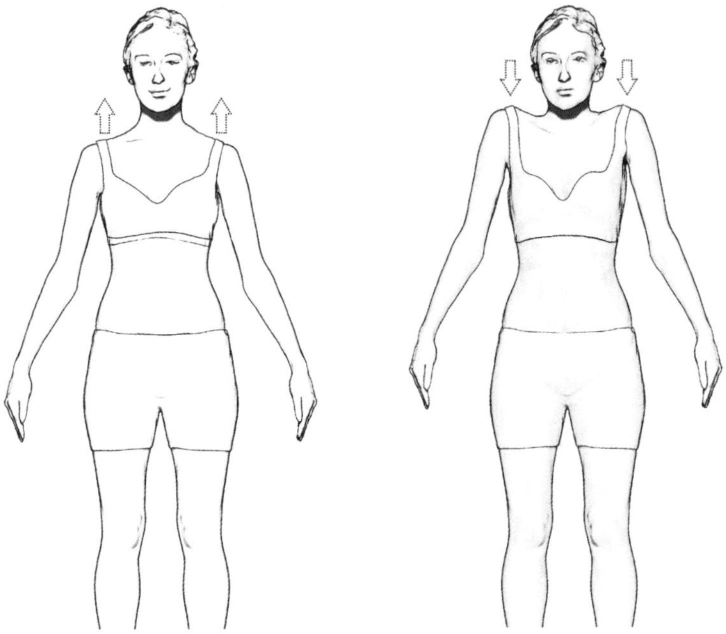

聳肩可以強化肩部、頸部及上背的肌力，強化這些肌群能穩定頸部與上背，減緩頸部的張力，這是改善姿勢的妙招。

- 坐在椅子前緣或膝蓋微彎的站立，挺胸並把肩膀往耳朵方向抬起，維持五秒鐘
- 放鬆，把肩膀往下放
- 重複十五次

肩膀旋轉

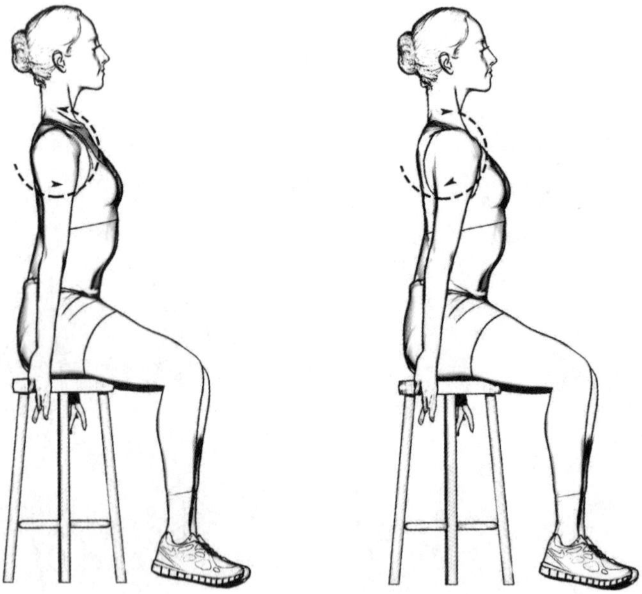

這個動作能紓緩頸部、肩膀及上背肌群的張力。肩膀旋轉有助於改善姿勢，因為這個動作能讓身體回到自然正確的位置。

- 坐在椅子前緣，背打直，頭部位於肩膀之上
- 將右肩向後並抬起往下巴方向，肩膀往前旋轉，重複五次
- 換左肩，旋轉五次

- 換反方向旋轉，將右肩向前並抬起往下巴方向，肩膀往後旋轉，重複五次
- 換左肩，重複五次

胸肌伸展

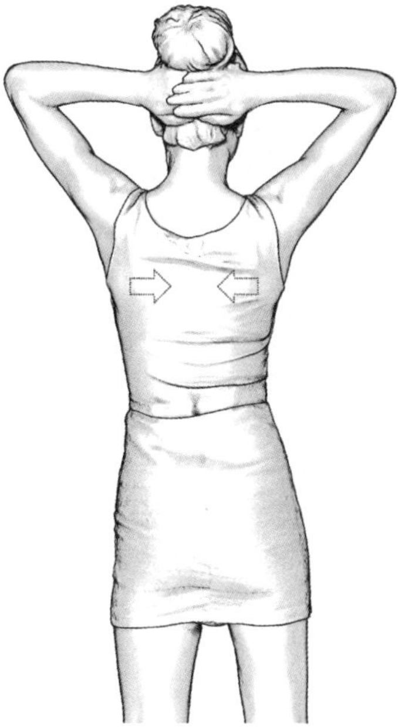

可以採坐姿或站姿，這個動作可以矯正駝背，透過伸展上半身肌群，可以紓緩胸部及上背部的痠痛與緊繃感。

- 雙手放到頭部後側，手肘彎曲指向兩側方向
- 將頭靠到手上，挺胸
- 收緊擠壓肩胛，維持二十秒

- 放鬆
- 重複三到五次

手臂交疊胸肌伸展

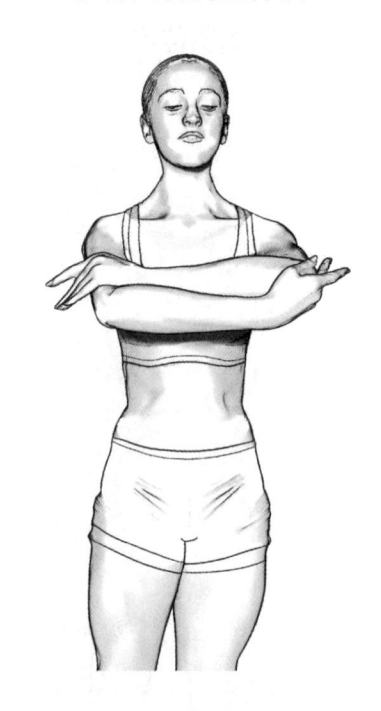

可以採坐姿或站姿，這個動作有助於改善上半身的柔軟度，尤其是肩膀與上背部。

- 將右臂平舉到肩膀高度，手掌朝下
- 彎曲手肘，前臂與地板平行
- 左手抓著右邊手肘，輕輕的在胸前拉著
- 你可以感受到上臂及右邊肩膀伸展
- 維持二十秒，放鬆雙手

- 換左邊
- 每邊重複三次

手臂繞圈

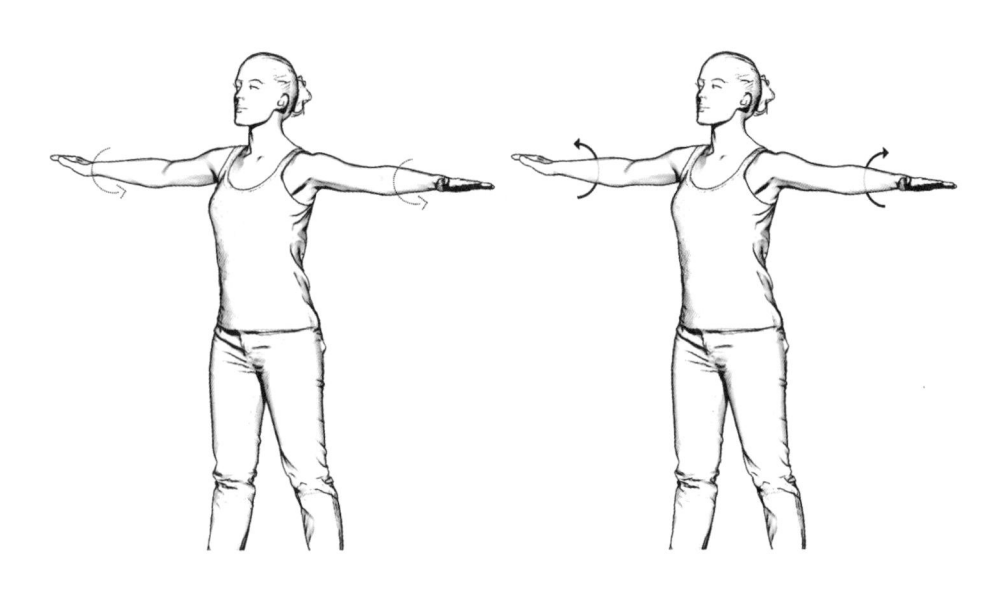

你可以以坐姿或站姿做這個運動，手臂繞圈可以活動肩膀、手臂、胸部、背部肌群，有助於紓緩久坐的不適，也可以減輕肩膀疼痛。

- 站直雙腳與肩同寬，手臂伸直往兩側打開，平行地面，手掌朝下
- 慢慢地用手臂劃圈，大概直徑十公分的圓圈即可，持續動作一分鐘後，雙手放鬆
- 換另一個方向劃圈，持續動作一分鐘

手臂划船

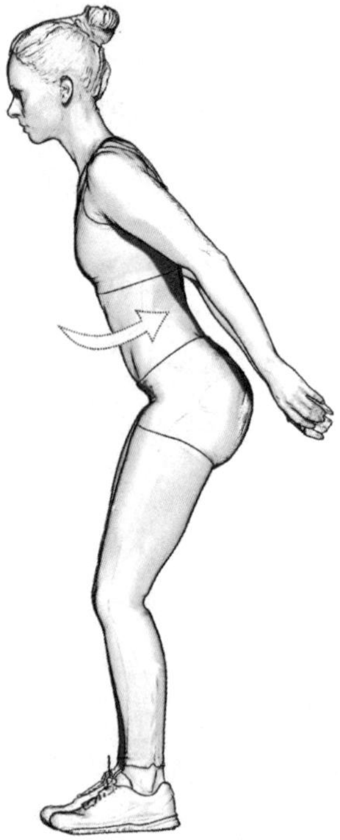

這是經典划船動作的簡化版，主要訓練背部肌群及核心。若想要增加強度，可以手持重量。

- 站直雙臂放鬆在身體兩側，手掌朝背後方向，收緊腹肌往後坐一點點，呈現些微深蹲姿勢
- 維持腹肌收緊，手臂打直，慢慢將手臂往髖部方向下壓，維持五秒鐘
- 慢慢回到一開始的位置，切勿擺動雙手或彎曲手肘
- 重複十二到十五次

過頭肩關節伸展

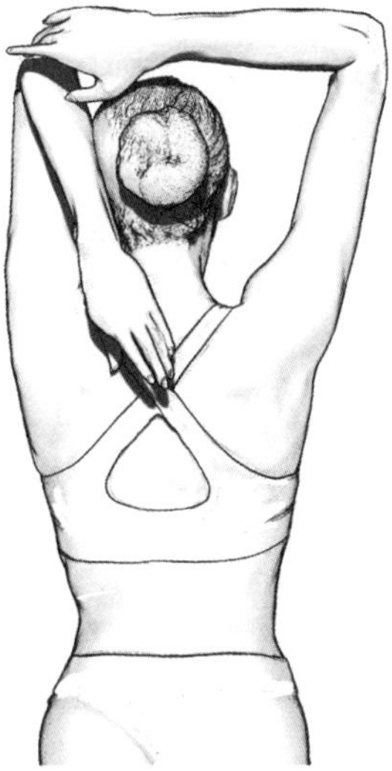

這個伸展三頭肌的動作能改善姿勢，活動肩膀、頸部與上背。

- 雙腳與肩同寬，挺胸收肩胛
- 舉起右臂過頭頂，彎曲手肘，把手放到頸部後側
- 左手抓住手肘，輕輕的拉動
- 為加強伸展，右手可以嘗試沿著脊椎往下到肩胛位置，不要勉強而過度伸展
- 維持這個姿勢十秒
- 換邊重複

站姿後仰伸展

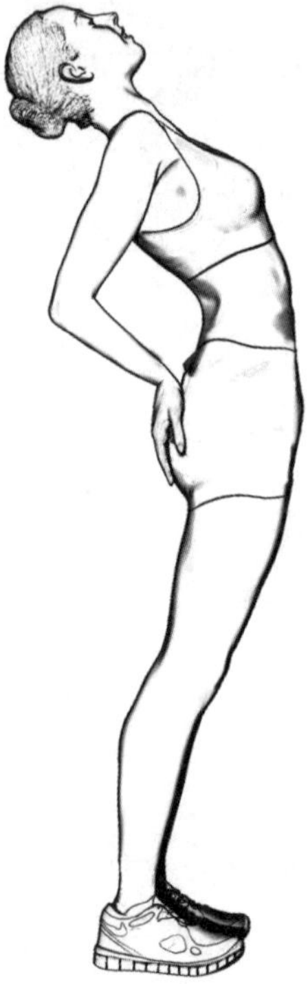

這個動作有助於改善下背的活動度，並可以改善圓肩與駝背，同時能伸展頸部、肩膀、背部與核心肌群。後仰伸展可以打開身體前側，有助於伸展前彎時受壓迫的心血管、消化及呼吸系統。

- 雙腳稍微站開，雙手放到下背，指尖朝下
- 大腿與臀部肌群用力往前推，身體後仰
- 髖骨往前推，上半身慢慢往後仰，肩胛下壓後收，並盡可能下腰，雙臂往下伸展，維持腿部與臀部肌群用力

- 若你的平衡感很好，可以試著把頭部也往後
- 維持十五到二十秒
- 吸氣時起身，頭部、頸部回到一開始的位置
- 重複三次

坐姿屈體前伸

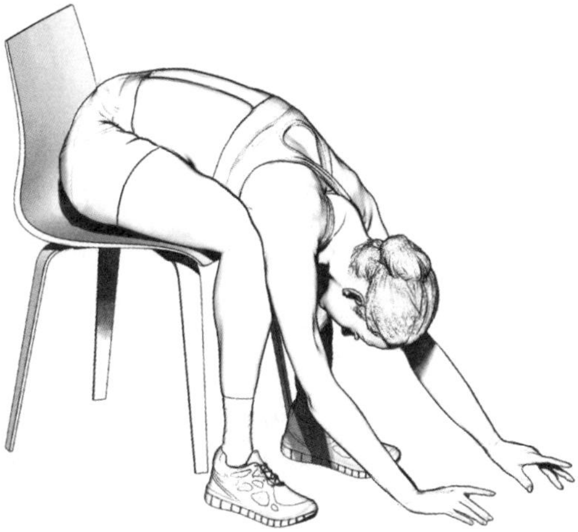

這個動作特別適合給整天坐在電腦桌前的人，這可以紓緩頸部、肩膀、下背及髖部的張力，也可以降低血壓。

- 坐在椅子上雙膝併攏，雙腳平放於地板
- 深呼吸，吐氣時肩膀前縮，慢慢的往前彎腰，想像椎骨一節一節的往前彎
- 讓頭部往下，手臂在身體兩側，雙手碰觸雙腳
- 維持三十到六十秒後再回到一開始的位置

坐姿身體兩側伸展

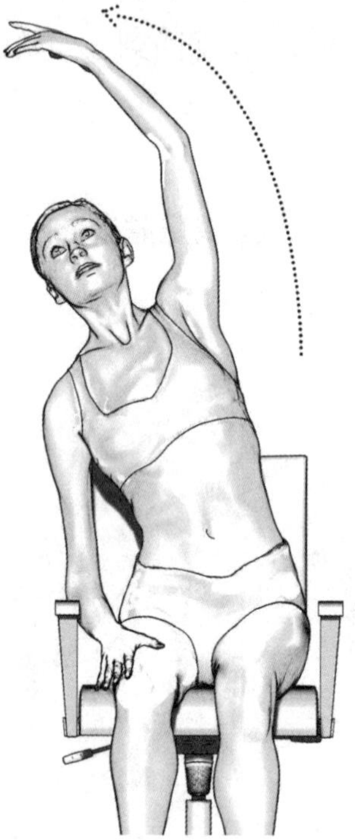

這個動作能放鬆身體與脊椎兩側的肌群，紓緩背部與肩部疼動。將手臂高舉超過頭頂可以伸展肩膀與下背肌群。

- 坐在椅子上，雙腳平放於地板
- 高舉右臂超過頭部，左手則放在大腿上支撐
- 慢慢往左側延展直到感受到伸展
- 維持十五到二十秒，再慢慢回到中間位置
- 換高舉左臂過頭頂，慢慢往右側延伸
- 兩邊交換做三到五次

坐姿扭轉

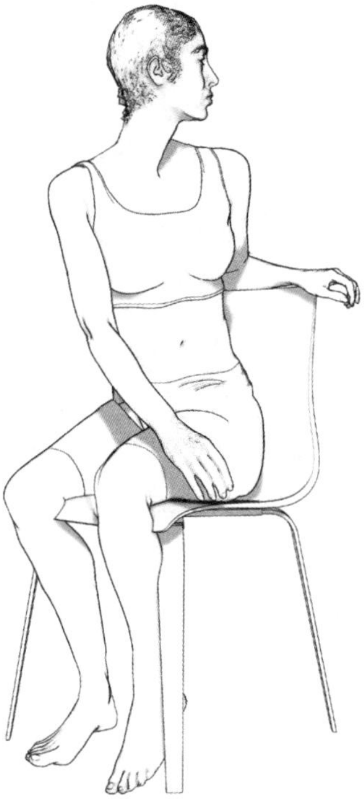

這個瑜珈動作能增加脊椎的活動度。雖然我建議避免做扭腰的動作，但這個姿勢是靜態的，而且你的雙手也會輔助支撐脊椎。這個動作既令人放鬆又充滿活力，同時也能促進消化。

- 坐在椅子上，雙腳平放於地板，膝蓋呈九十度角，坐在椅子的前半部，不要太過往前以免椅子傾倒
- 吸氣時坐正背打直，拉長脊椎並將雙臂高舉過頭頂
- 吐氣時，慢慢轉向右邊，把左手放到右邊膝蓋外側，右手放到椅子後側，不要用右手硬推過度扭腰，切勿用手的力量推

身體扭轉

- 維持扭腰動作，吸氣，吐氣時再往前推一點點
- 做三到五次深呼吸後回到中間位置，再換做另一邊
- 每側各做至少兩次

改良版下犬式

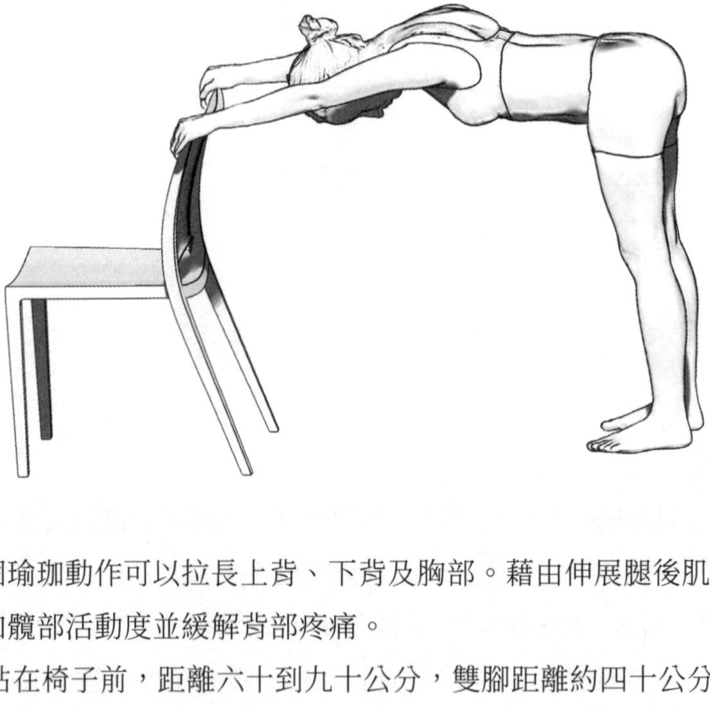

這個瑜珈動作可以拉長上背、下背及胸部。藉由伸展腿後肌群，可以增加髖部活動度並緩解背部疼痛。

- 站在椅子前，距離六十到九十公分，雙腳距離約四十公分
- 將雙手高舉超過頭頂
- 慢慢往前彎，背部維持挺直，雙手碰到椅背，頭部與脊椎成一直線，不要低頭
- 維持二十到三十秒，或你自己喜歡的時間

坐姿鴿式

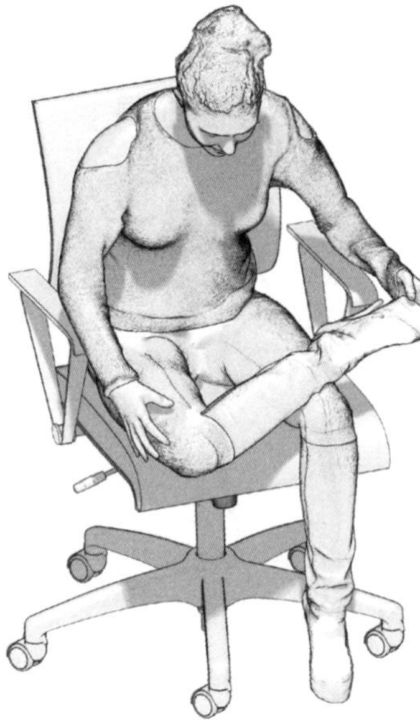

這個動作可以有效放鬆緊繃的髖部，開髖的同時可以增加髖部的活動度，這樣一來可以減緩下背痛。

- 坐在椅子上，不要靠椅背，雙腳與肩同寬
- 把右邊腳踝放到左邊膝蓋或大腿上，若感到疼痛，可以將左腿往外踢，把右腳踝放在位置較低的左腿上
- 輕輕的把右邊膝蓋往下壓，背部打直，當你感受到伸展時，深呼吸
- 要加強伸展的話，從髖部當支點身體往前傾，維持背打直，前傾到自己覺得舒適的位置
- 維持這個姿勢做七到十個深呼吸

- 換邊重複相同動作，也許會有一側比另一次更緊，在比較緊繃的那側，伸展時間要久一點

坐姿小腿前踢

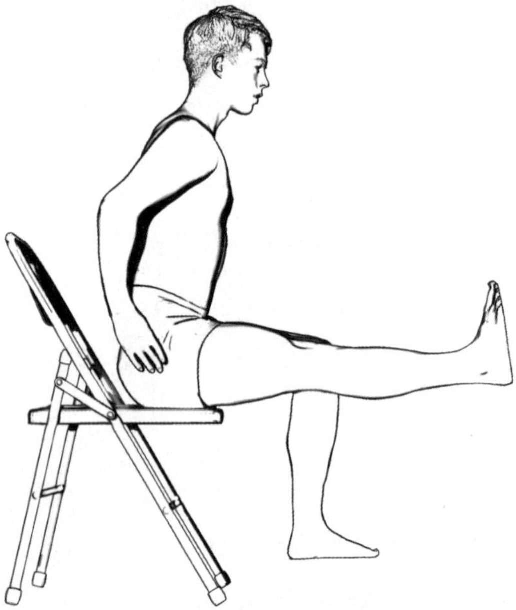

雖然這個動作看起來像是訓練腹肌，但其實主要是訓練屈髖肌，這個動作有助於穩定骨盆，維持正確的髖部動作。一開始先從單腳開始，慢慢加強強度到舉起雙腳。

- 坐在椅子上，單腳或雙腳往前踢，完全打直
- 慢慢的把腳往下放碰觸地板
- 重複十五次，若一次只有做單腳，兩邊要輪流交換

坐姿腿後伸展

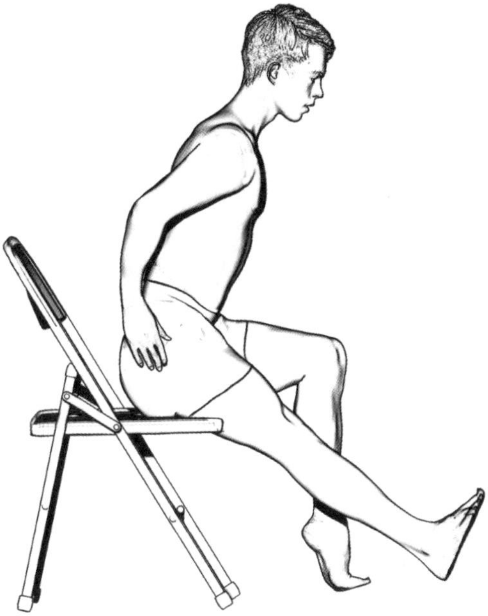

經常久坐的人，腿後肌群會十分緊繃，這個狀況會影響骨盆的活動度，當骨盆後傾時，下背會承受更多壓力，同時會拉平下背的自然曲線。這個動作有助於避免或改善骨盆後傾。

- 坐在椅子上，打直右腿，腳跟碰地
- 背打直，身體往前傾，感受到右邊腿後肌肉伸展
- 維持二十到三十秒，再換左腿
- 每側重複四次

靠牆深蹲

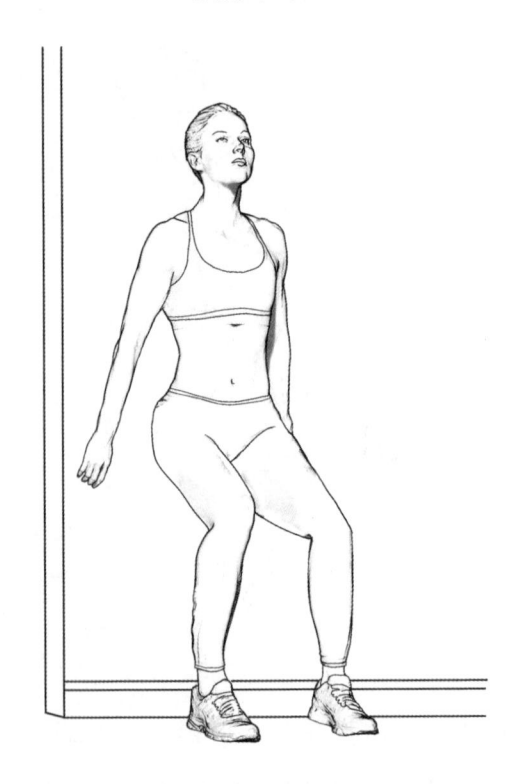

這個動作的好處相當多，可以同時訓練到許多肌群。靠牆深蹲能強化臀大肌、四頭肌、腿後肌，也能提升整體肌力，提高肌耐力、平衡與靈活度。

- 站在牆壁前
- 背靠牆，彎曲膝蓋到大腿與地板平行
- 維持至少三十到六十秒，若可以維持越長越好，你可以逐步拉長維持時間，有時雙腿會開始顫抖
- 背靠著牆壁，膝蓋打直慢慢起身

站姿小腿後勾

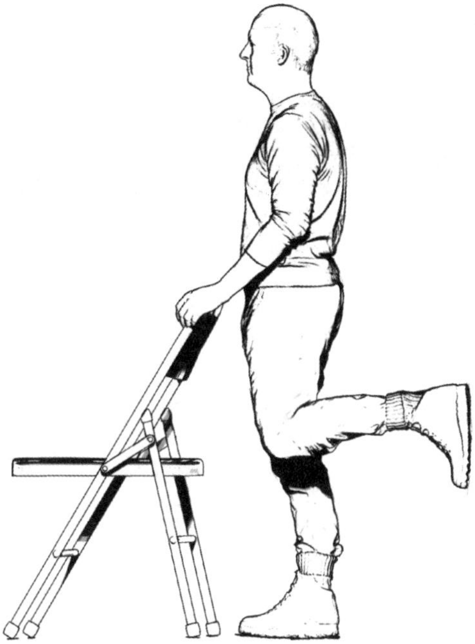

當身體老化時，這個動作能夠強化腿後肌的力量與活動度，有助於避免背痛，同時能增進平衡感，而平衡感在年老時十分重要。

- 將雙手放在椅背上，雙腳與肩同寬
- 慢慢提起右腳，膝蓋呈九十度角，後腳跟目標往右大腿上方方向
- 右腳放鬆，換左腳
- 每側重複十到二十次

這二十個動作可以紓緩肌肉張力，尤其是在整天坐在電腦前工作、長途開車或熬夜追劇之後。這些動作能強化主要支撐背部、改善

姿勢的主要肌群，當你感到不適，隨時都可以做，每二十分鐘起身活動時候，可以做一些伸展，你的背部會感謝你的。

身為脊椎外科醫師，我的脊椎同樣面臨風險

作為「低頭族頸部問題」研究的作者，我很高興我的研究讓世人更注意到低頭的問題，但作為外科醫師，我自己也面臨低頭危機。頭部前移（Forward head posture，簡稱FHP）是外科醫師常見的問題。我們需要用手來做手術，而不需要抬高手臂，同時，必須能夠密切觀察手術的程序。我們必須低著頭或頭部前傾地站立好幾個小時，所以外科醫師必須特別注意脊椎的健康。

動手術前，我會確保前一天晚上睡得好，我會在早上洗個熱水澡，做一些頸部、肩膀、手臂、大腿的伸展。我在做手術時可不想要因為肌肉太過緊繃而分心，我覺得在手術前伸展腿後肌能幫助我工作時維持舒適的姿勢。我的強化肌力運動首選是等長推舉、伏地挺身、仰臥起坐跟弓箭步。我也盡量維持身體有充足水分，在手術前、中、後都適時補充。

在我動手術時，以正確姿勢保護頸部十分重要。最新的手術室設備也考慮到了這一點，現在，手術台可以旋轉，減少外科醫師向下看的需要，並減少頭部及頸部的前傾。現在，手術鏡都是向下的角度，這樣可以大幅減少外科醫師向下看的需要，並避免拉傷頸部。

我自己也有做背痛自救計劃來維持身材、活動度，保持平靜與強健身體。我自己也會身體力行這些建議：

・我使用腹式呼吸，每天我會做「數到五」腹式呼吸一百次。

・我經常伸展頸部、背部、腿後、股四頭肌、阿基里斯腱及雙肩。

・我使用姿勢伸展來開胸，姿勢與腿後伸展讓我在動手術時保持良好的身體狀況。

・就力量訓練而言，我會做伏地挺身十下多組、幾分鐘的平板支撐、仰臥起坐十下多組、深蹲二十五下多組及弓箭步十下多組。我覺得深蹲與低蹲對恢復精神特別有效。

・我原地跑步作為有氧運動：三十秒高抬膝（將膝蓋抬至胸部）、三十秒站立中期跑步姿（前後步數相等），以及三十秒踢屁股（腳踢到臀部）。

・最後，我會透過我的有聲書〈Lift：促進背部健康的冥想（暫譯）〉（Lift: Meditations to Boost Back Health）進行一兩次引導冥想（相關資訊可參考第 273 頁）。

我的日常活動給了我肌耐力、能量與放鬆，讓我能夠在沒有肌肉緊張及疲憊的情況下，進行複雜的手術。

水中運動

游泳與水中運動是緩解背痛的理想選擇，因為可以穩定脊椎與核心，強健的背部、腹部與臀部肌群是保持脊椎健康的關鍵。由於水中運動衝擊力道較小，因此對老年人尤其有益。因為不需承受重力，在水中可以安全地增強這些肌群的力量，浮力減輕了關節的壓力，水的阻力不會產生衝擊力，水中運動是強健體魄的有效方法。水的阻力是空氣的十二倍，這會讓肌肉加倍運作，這樣做水中的效果也會更有效率。

長泳是很好的全身運動，自由式、蛙式、側泳式、仰式都可以有效鍛鍊重要肌群。若你不喜歡游泳，你可以試試簡單的水中有氧運動來訓練核心，讓你更靈活。以下是六種有效的水中運動：

水中行走・慢跑

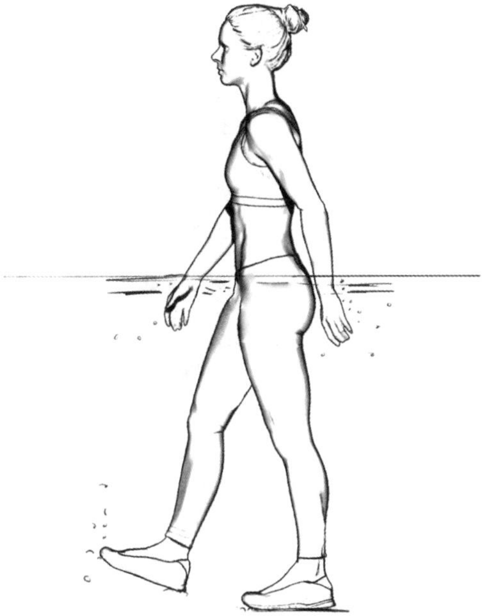

水的阻力會使肌肉更加用力，從而增強肌力。水中行走就像競走一樣，但不會對膝蓋、臀部及背部造成影響。一項針對脊椎狹窄患者的研究顯示，他們的平衡與肌肉功能在十二週的水中行走後獲得改善，這十分有趣。

- 站在齊腰或齊胸的水中，將體重均勻分布在雙腳上。往前走十到二十步，記住要腹部肌肉用力並保持背部挺直
- 原地慢跑三十秒
- 往回走十到二十步
- 不斷來回持續五分鐘
- 想要增加強度就試著走快一點即可

水中側踏

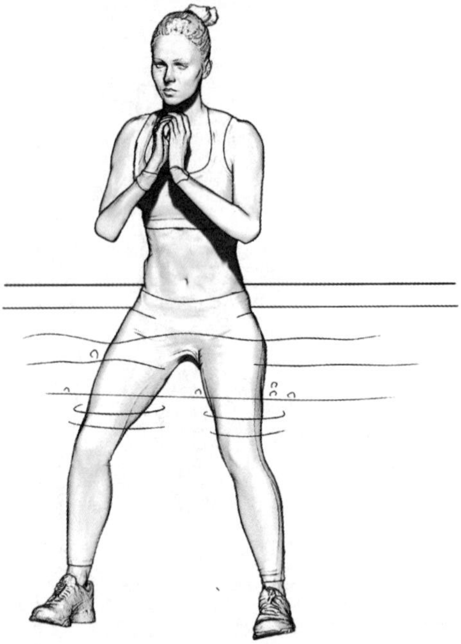

往兩側移動使用的肌群與直走不同，橫向運動可以增強未充分使用的肌肉，特別是髖關節的外展肌和外旋肌。透過強健這些肌群，你可以平衡髖部的肌肉，對下背部有許多好處。

- 面對泳池牆壁膝蓋微彎，雙腳往兩側跨步
- 單邊跨步十到二十次，再換另一方向十到二十次
- 每側重複兩次
- 想要增加強度，可以試著跨大步一點或是走快一點

水中單腳平衡

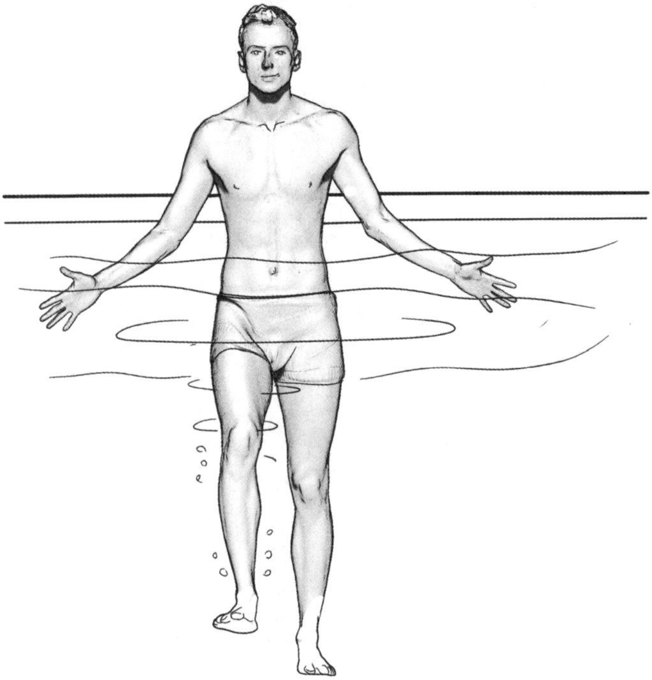

平衡是背部健康重要的一環，水中單腳平衡能訓練整個下半身——大腿外側、股四頭、大腿前側、鼠蹊部、臀大肌、屈髖肌、腿後肌及小腿，能有效改善下背痛，尤其對年長者是很好的運動。

- 將重心放在右腳上，把左腳抬起十五到三十公分
- 雙手放在水中，手掌向上，手肘微彎，若你無法平衡，可以站在水池旁邊手扶牆壁
- 維持這個姿勢在自己覺得舒適的範圍內越久越好，重複四到五次

- 換邊，重心放到左腳，舉起右腳
- 若想增加難度，可以閉眼做這個動作

水中抬膝

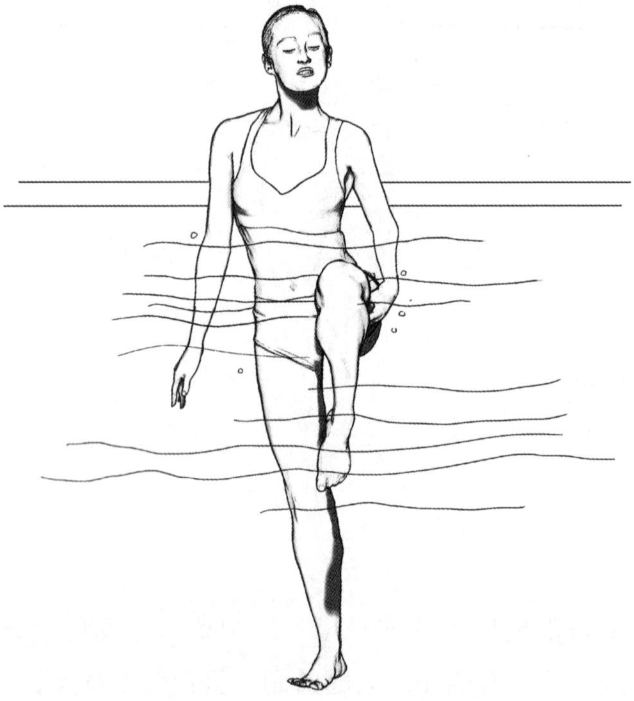

這個動作能強化腿部、髖部及下背肌群，恢復下背與關節的活動度並減少因脊椎狹窄產生的僵硬。

- 站在靠近牆面位置，以左腳站立，必要時左手扶牆
- 將重心放到左腿上，保持左膝放鬆
- 舉起右腳，右膝彎曲，慢慢的把右膝抬高到自己覺得舒適的

高度，也可以用右手扶在右膝後增加支撐，目標是把膝蓋抬到胸前，重複五次

- 換邊，以右腳站立，左膝上抬到胸前，重複五次

水中髖部前踢

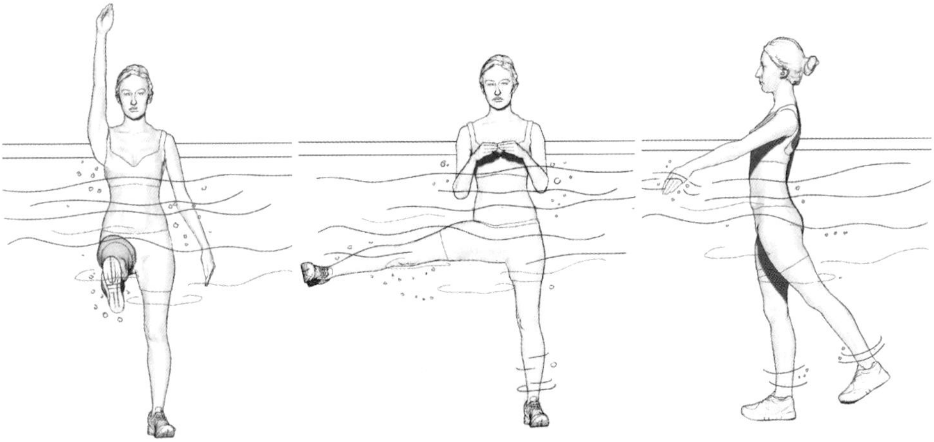

這是一系列的運動練習，當你把腿往前舉起（前屈），可以增強髖部，往兩側移動可以訓練外展肌與髖部外側肌群，增加穩定及力量。把腿往後抬（延展）有助於穩定背部。

- 身體左側靠近泳池牆壁來支撐
- 慢慢將右腿前踢，膝蓋打直，背部打直，不要彎曲腰部。放下右腿回到一開始的位置
- 把右腿往右側抬起，身體站直，身體不要側屈，回到起始位置

- 最後右腿向後抬，背部打直，若在做這三個動作時背部無法打直，代表抬腿高度太高
- 換左腿重複這些動作
- 單腿重複十次，逐漸增加到三組

水中超人式

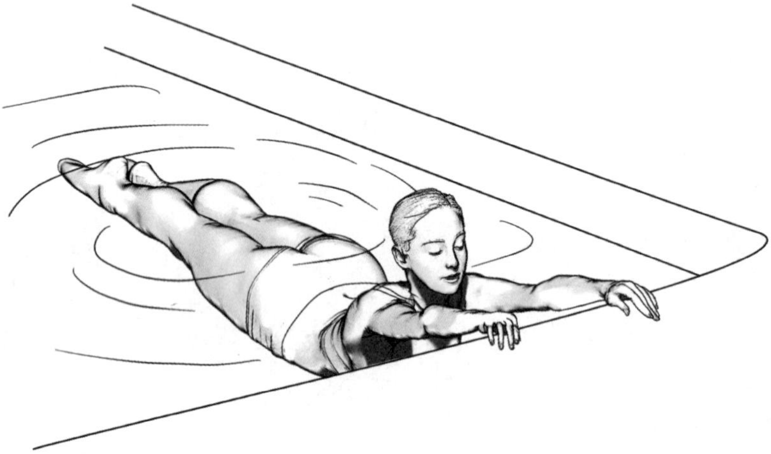

浮在水中時像超人飛行的動作可以訓練豎脊肌，這是一組肌肉與肌腱，分布在脊椎左右兩側，從薦骨到頭骨。顧名思義，這個肌群能幫助脊椎豎直。做水中超人式有助於改善姿勢。

- 面對牆面，雙手放在泳池邊
- 慢慢向後延展身體，雙腿打直，就像超人飛行的樣子，切勿過度伸展背部

- 維持五秒後放鬆
- 重複五到十次

現在你已經知曉如何透過增加日常活動及伸展肌肉來減輕背痛與壓力。實現這些目標是輕而易舉的事。不要擔心要如何做完所有動作，背痛自救計劃為你提供一天的規劃，同時又不會對日常生活造成太多壓力。當你感受到身體與情緒上的改善時，就會更有動力運動。一旦你發覺自己的改變，就不會再想要久坐不動。我已見證過許多我的病患經歷的轉變，選擇從有害的習慣及行為轉變為促進強健體魄的生活方式，能帶來解放感。將我的策略融入到你的生活中，也會有同樣的效果。

第 8 章

策略五：強健與柔軟

局部訓練是背痛自救計劃重要的一環。除了上一章中的二十個伸展運動之外，我還整理了兩項運動來增強脊椎，使其更加靈活，並減少或預防背痛。這些運動還有額外的好處，可以強化保持背部健康至關重要的核心。

這兩種運動包含六個動作，可以輕鬆融入你的生活中。每個運動一天不會花超過十分鐘，不管你有多忙，你都可以騰出十分鐘來做運動。雖然第二組運動難度比第一組高，但你可以兩組交替做，或是一組做得太熟悉了，就換另一組。

我建議可以以漸進式的方式增加組數，這樣當你身體已適應這個強度時，可以再次提高。你會發現，你做的越多，你能做的就越多。在運動、訓練、生活裡，總是有進步的空間。當脊椎變得更健康時，背痛就會消失，如果你把這些簡單的練習作為日常生活的一部分，你會看起來更有活力，感覺也更好。最終，你會忘記以前缺乏運動的生活。當感受到努力的結果時，就已經養成健身習慣了。

突破運動阻力

五十八歲的凱倫看診時抱怨她的背痛，痛到讓她對人生開始有負面想法，在五十幾歲時，她體重開始不斷增加，她覺得是因為更年期賀爾蒙改變的關係，漸漸地，她一件衣服都穿不下了，只能穿有鬆緊帶的寬褲。不難發現她就是有中央型肥胖（central obesity）的患者，也是我腹部脂肪研究的主題。

我跟她說，腰部肥胖的根源可能是背部問題，我跟她詳細解釋我的研究。隨著她身體中部的體重增加，額外的腹部脂肪對腰椎施加了更多壓力。這種額外的壓力使背部肌群緊繃，為維持脊椎正確的位置，而背部肌群必須更加用力。我問她生活中活動及運動的程度。

她皺著臉說：「以前我做很多運動，像打網球、慢跑、上踏板課，但當我開始變胖時，我變得很在意別人的眼光，不想再去健身房，此外，我也開始發現自己無法像以前那樣運動了，身材走樣動作笨拙，而且疼痛加劇。我知道要健康就要多動，可是我很擔心我做運動背痛會變得更嚴重。」

我跟她說活動身體的重要性，我並不是要她回健身房，只要每小時簡單的起身、站立或活動一兩分鐘，就是很好的開始。我跟她說在家裡走動、煮飯、打掃、吸地，都算是活動。我跟她說了一項研究來鼓勵她，研究顯示做家事，如煮飯、打掃、上下樓梯、洗衣服，幾個小時後代謝系統就會有所改變。

她開始在午餐與晚餐後在家附近散步，她的活力逐漸恢復，甚至開始整理庭院。

接著，我們討論了她的飲食，她雖然說對飲食方面很小心，但也坦承自己無法抗拒甜食，例如冰淇淋或每天都要吃一些餅乾。我建議她先減少每天吃餅乾的量，再減少每週吃餅乾的天數，逐漸減少到很久才吃一次。雖然她沒有每天吃冰淇淋，但也可以用相同的概念減少吃冰淇淋的量。

凱倫問：「你的意思是只要這麼簡單就可以了？」

她很驚訝我給的建議如此單純，她已經習慣大幅縮小進食量的節食，這樣體重很快就會減輕，但是當她恢復正常飲食後，體重也會恢復。我解釋說，我的許多患者都使用逐步減少法，像我建議她如何減少餅乾量一樣，無論是逐漸減少喝啤酒、零食還是可樂，都是相同概念。當然，身體代謝與運動等因素對體重變化也是有很大的影響，而凱倫已經習慣規律運動。

為促進代謝，我鼓勵她多喝水、每天吃沙拉、蛋白質跟複合式碳水化合物而非單一碳水化合物。她可以提高攝取像是蔬菜類的複合式碳水化合物，這有助於降低造成疼痛的發炎反應。我建議她不要餓肚子，而是每三到四個小時就可以吃一些健康的小點心來止餓。

我強調良好睡眠的重要性，身體會在睡眠時修復，因此我建議她白天時要睡午覺，晚上則要睡至少七個小時。

凱倫一個月成功減重一公斤左右，一年後，成功減重十一公斤，她加入了健身房，背痛幾乎也沒再發作了。

無需居家健身房

我建議你可以找一個固定地方做健身運動，這樣比較容易可以長久持續，每天要是不需要煩惱上哪健身或是要清出一個區域做運動，你可以立刻開始做，整個流程就像例行公事，也不用擔心運動時會踢到燈或撞到椅子之類的。

以下十二個運動不須跳動、不需做大動作，也不需要器材，我設計的原則就是越簡單越好，你只需要一塊瑜珈墊的空間，你可以在床邊做、餐桌旁做、車庫裡、地下室，或任何家裡空出來的一小個區塊，只要可以讓你躺下來的空間就可以。

選一個家中比較不會有人走來走去的地方，才不會運動到一半就被打斷，如果有點吵，也可以戴耳機聽音樂，重點是這個地方要明亮通風。我也建議你準備水，運動時要適時補充水分。

這些準備可以讓你更好上手。

背痛自救健身計劃

你可以輪流交替做這兩組健身菜單，一次要做完一整組，因為我的設計是有安排動作順序，這樣效果會更好。記得在做運動時動作放慢，用心感受，但也不要太過於勉強自己。若你有任何不適，代表可能超出自己的能力範圍了，有這種情況的話，記得要退一步，不要勉強。漸漸地，你的活動度跟力量都會有所成長，你可以逐漸增加組數，在做運動時你可以好好享受活動帶來的喜悅而非懼怕運動，不管是多短的時間，只要有運動就好像可以短暫抽離現實生活，把自己的注意力集中在這些健身運動上，暫時忘卻每天的煩惱。你所得到的改善與變化絕對不會讓你失望。

第一組健身菜單

骨盆傾斜運動

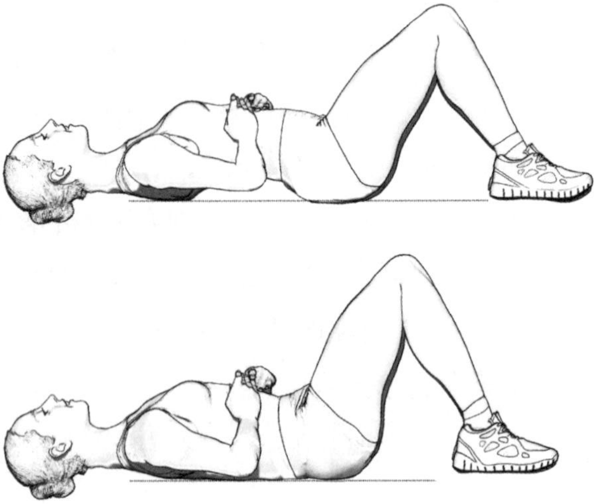

這個訓練穩定的動作可以增加核心的控制能力，若你的腹肌不夠強健，脊椎就得花更多力氣來維持身體平衡。核心肌群無力時，身體姿勢就容易不良，腰椎傾斜運動能強化下腹部肌群，同時也可以紓緩疼痛與下背的緊繃感。

若你有以下症狀，特別適合做這個運動：腰椎椎間盤退化、脊椎狹窄、腰椎退化性脊椎炎、脊椎滑脫及坐骨神經痛。

- 平躺於地面，膝蓋彎曲，雙腳平放於地面，手臂可以放在身體兩側、頭部後側，或任何舒適的位置

- 肩膀貼地，腹肌緊收，把下背貼合到地面
- 維持十秒鐘，然後放鬆做幾次深呼吸
- 重複十次

抱膝運動（抬膝伸展）

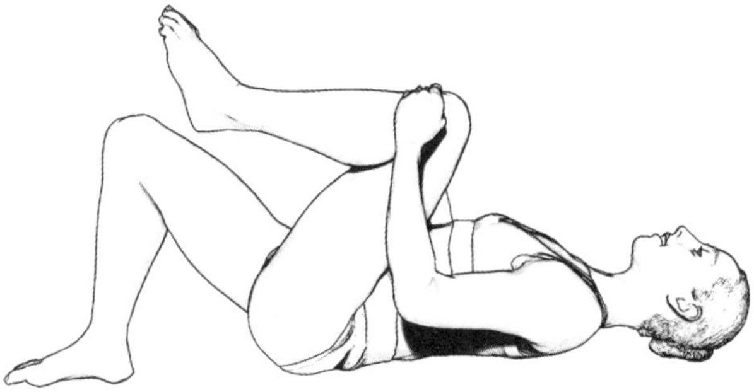

這個動作能伸展到下背肌群，放鬆髖部、臀大肌與大腿，因為這個動作可以讓脊神經從椎間管穿出的地方有更多空間，因此也可以降低脊神經的壓力，紓緩背痛。

- 平躺於地面，膝蓋彎曲，雙腳平放於地面
- 輕輕地用雙手把右邊膝蓋拉起，你可以手指交疊放在膝蓋後側或在膝蓋下放的脛骨前側，髖部不要上抬，你可以感受到下背的伸展與拉長脊椎
- 深呼吸，把膝蓋抱到胸前，維持三十到六十秒
- 放鬆右邊膝蓋，回到地板上
- 換左邊膝蓋
- 每側重複三次

貓牛式伸展

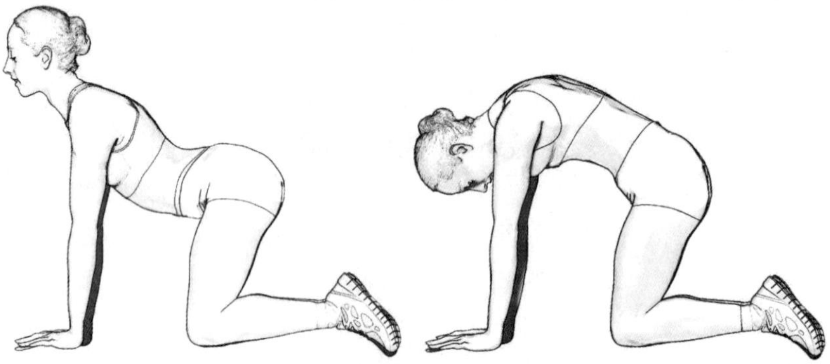

如果你有做過瑜珈，應該對這個動作不陌生，貓牛式有助於伸展肩膀、頸部、胸部，以及所有背部肌群，可以增加你的活動度及紓緩下背與核心的張力。

若跪姿讓你感到不適，也可以先採坐姿，雙腳平放於地板，雙手放在膝蓋上。

- 膝蓋跪地，雙手撐地，注意雙手位置要在肩膀正下方，而膝蓋位置要在髖部正下方，深呼吸
- 吐氣時，把背拱起，把肚子往脊椎方向收緊，骨盆會朝肋骨方向傾斜，肩胛會打開，讓頭部往前放鬆，這是貓式，就像一隻生氣的貓咪
- 維持這個姿勢五到十秒鐘
- 吸氣時，肚子往地板方向靠近，抬頭，做這個動作時要慢慢的，有控制的去做。骨盆往前推，整個背部也是，這是牛背式

- 維持這個姿勢五到十秒鐘
- 回到一開始的位置，重複整組動作十到二十次

橋式

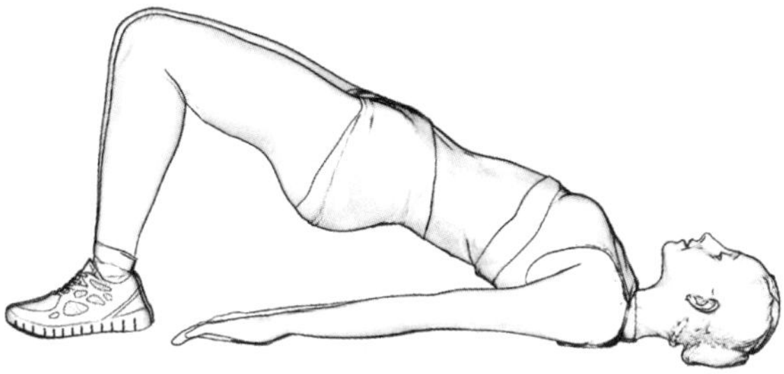

橋式可以強化臀大肌，也就是臀部主要的肌群，臀大肌對於支撐下背十分重要。這個動作可以訓練腹肌、豎脊肌，以及脊椎兩側肌群。這三大肌群能維持身體在坐姿與站姿時保持直挺。

- 平躺於地面，膝蓋彎曲，雙腳平放於地面，與髖同寬，雙腳盡量靠近臀部位置，兩手放在身體兩側
- 在用力收緊臀部時，把骨盆往天花板方向推，上半身也往上推，背部離開地面，用肩膀來支撐體重，身體從膝蓋到肩膀要呈一直線
- 臀部持續用力，維持五秒
- 慢慢的把背部貼回地面
- 做兩次深呼吸後重複七到十二次，逐漸增加到三組

毛巾腿後伸展

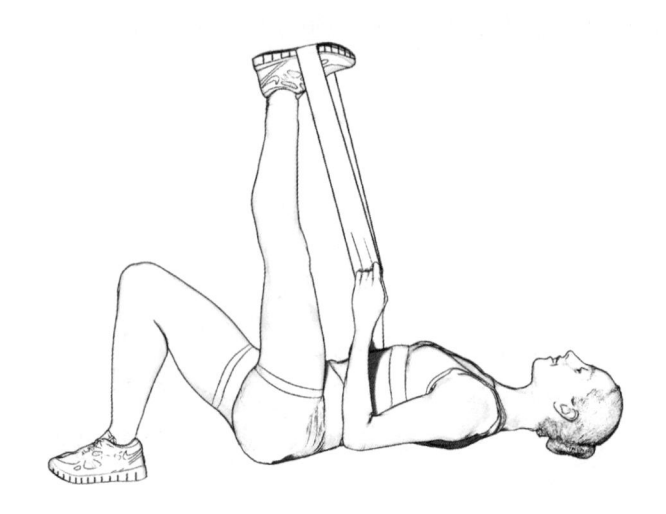

腿後肌群從大腿後側從髖部延伸到膝蓋後側，久坐或長途駕駛會使腿後肌群呈緊縮狀態。臀部肌群也需要活動來維持健康，久坐會導致一連串的連鎖效應：臀部前側的屈髖肌緊縮，並告訴神經不要啟動可以放鬆屈髖肌的臀肌，長久下來，無力的臀部肌群就會由腿後肌群進行代償，但腿後也因久坐而變得緊繃，這樣的雙重打擊下，過勞的腿後肌群就容易拉傷或受傷。

這個動作可以拉長腿後肌群，只要讓腿後可以放鬆，下背的壓力也會隨之減少。

- 平躺於地面，左膝彎曲，左腳平放於地面
- 依照自己的柔軟度，將毛巾或彈力帶繞在右膝蓋後方、小腿或腳背，然後握住兩端
- 腹部緊收，用毛巾把右腿抬高，保持伸直或微彎，直到感到

右大腿後側有輕微的拉伸，維持十五到三十秒，再換右腿

- 每側輪流重複三次

眼鏡蛇式

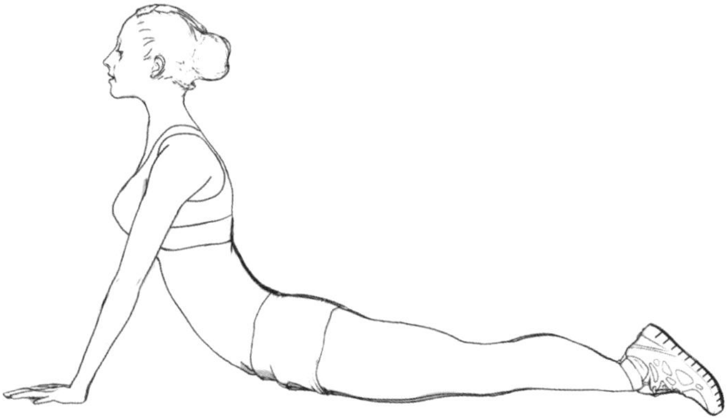

這個瑜珈動作主要是背部彎曲，若你的背部中段有疼痛情形，可能在一開始無法彎曲得很深，切記不要太過於勉強自己。背部彎曲可以增加柔軟度，有助於伸展胸部、強化脊椎的肌群。

- 面朝地板，雙腿伸直，腳背貼地
- 雙手撐起上半身，指尖朝前，記得手掌位於肩膀正下方，彎曲手肘，雙臂靠近身體
- 用力把臀部與腿部往地板方向推，這樣可以支撐下背同時伸展脊椎與挺胸
- 吐氣，慢慢把身體推起來，背往後仰，往天花板方向抬頭挺胸

- 手臂打直挺胸可以讓背部後仰角度加大，頭部與脊椎保持一直線，控制在自己感到舒適的範圍，柔軟度會漸漸地增加
- 維持這個姿勢二十到三十秒鐘，慢慢回到地面，重複三到四次

第二組健身菜單

牆角伸展

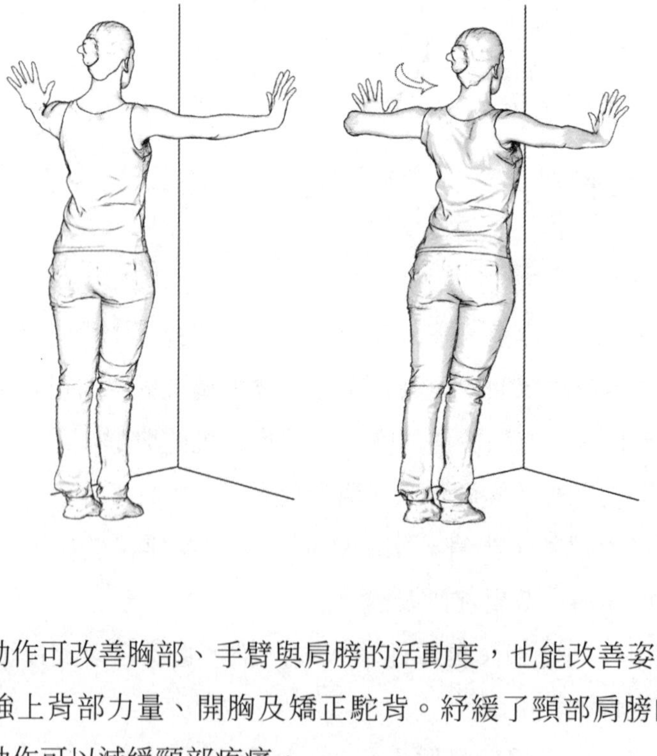

這個動作可改善胸部、手臂與肩膀的活動度，也能改善姿勢，因為可以增強上背部力量、開胸及矯正駝背。紓緩了頸部肩膀的張力後，這個動作可以減緩頸部疼痛。

- 面向牆角，雙腳併攏，離牆角大約六十公分

- 雙手放在牆面上，一邊一隻，手肘微彎略低於肩膀位置
- 往前傾，直到感受到胸部與肩膀拉伸，若感到任何疼痛，減少往前推的距離
- 維持這個姿勢三十到六十秒
- 重複五次

側躺抬腿

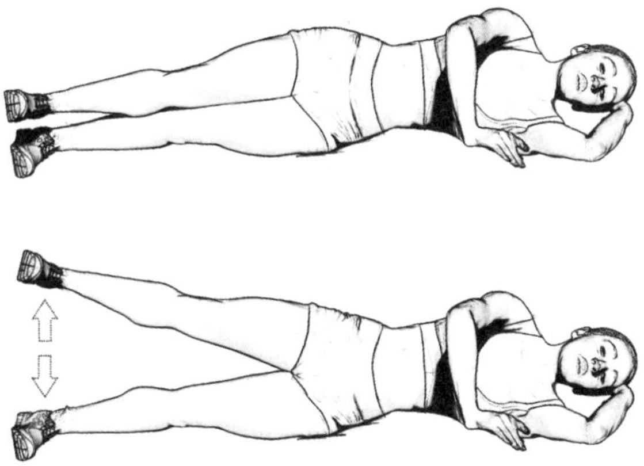

這個動作訓練髖部的外展肌群，它們主要是支撐骨盆與降低背部緊繃。髖部外展肌對維持平衡與活動度很重要。側躺抬腿也能訓練到臀部肌群，強健的臀部肌群有助於穩定膝蓋、髖部與下背。

- 側躺，一側手臂靠在地板上，上方側的手臂放在身體前方，彎曲靠地板側的手臂，放在頭部下方，或者平放，頭放在手臂上。雙腿併攏，靠地板側的腿微彎
- 收緊腹部，核心用力

- 上方側的腿打直，慢慢上抬約四十五公分
- 維持十秒後放鬆
- 重複十次
- 換到另一側
- 重複三組

平板支撐（棒式）

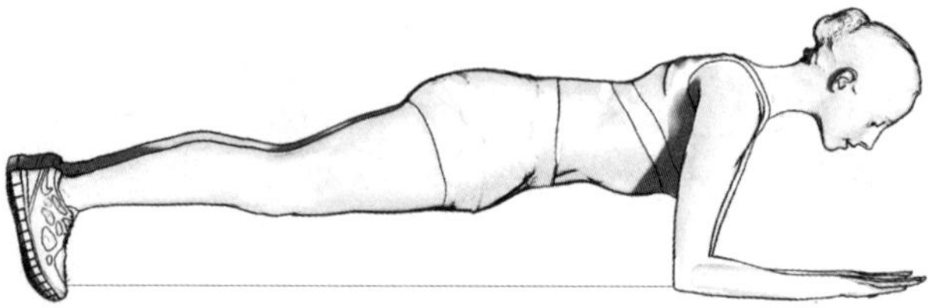

平板支撐有許多好處，可以訓練所有核心肌群，給背部更好的支撐。平板支撐不會給脊椎帶來壓力，而且因為支撐背部的肌群強健後，還能減少背痛。這個動作能改善姿勢，確保背部在正確位置，除此之外，身體整體的平衡跟活動度都可獲得改善。

- 趴在地板上，面朝下
- 雙手放在肩膀正下方，指尖朝前
- 手臂打直，踮起腳趾，臀部用力收緊以穩定身體
- 上半身打直，身體從耳朵到腳趾成一直線，身體不歪倒或彎曲
- 眼睛直視地板，約在雙手上方三十公分處，頭部放鬆，頭部與背部呈一直線

- 慢慢穩定地吸氣與吐氣
- 維持這個姿勢越久越好。可能中途身體會開始顫動，這代表你正在努力訓練這些肌群

簡易版平板支撐（跪姿棒式）

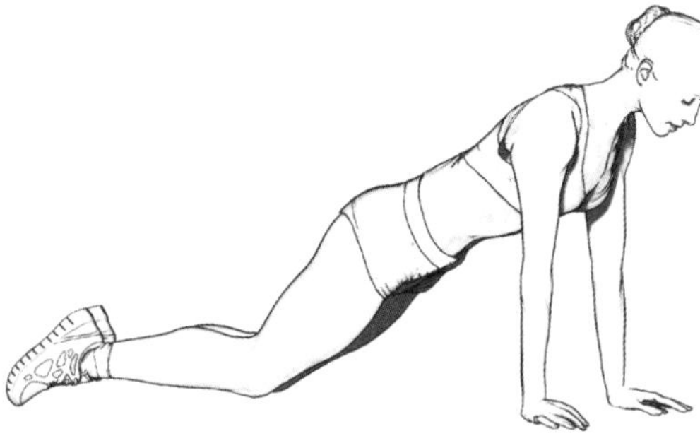

若你一開始無法做到平板支撐，可以先從雙膝著地開始，又稱簡易版平板支撐。

- 趴著面朝下，雙手放在肩膀正下方
- 保持核心用力，雙膝著地，慢慢打直手臂撐起身體，直到膝蓋到頭部呈一直線
- 維持這個姿勢越久越好
- 目標為一分鐘。如果可以辦到，那就可以進階做平板支撐

仰臥軀幹旋轉

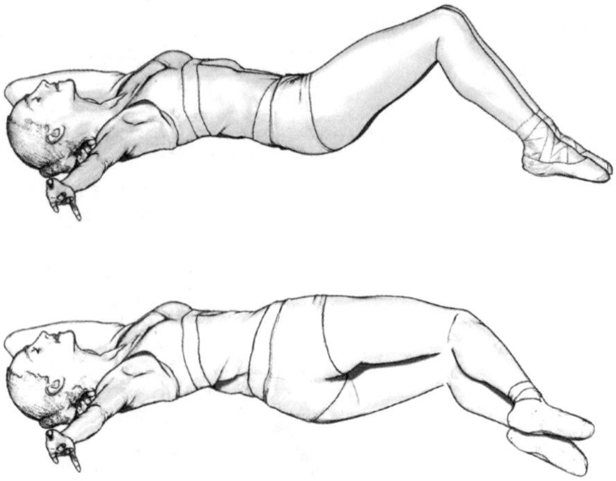

這個動作可以減輕下背的張力，訓練重要的肌群，如腹肌、背部肌群及骨盆肌群。增加軀幹穩定與控制對於減緩下背痛十分必要。

先從入門動作開始，等到身體適應後，可以進階做更難的版本。

- 平躺於地面，膝蓋彎曲，雙腳平放於地面，雙臂打開，手掌朝下
- 收緊腹肌，穩定腰椎
- 慢慢地把雙膝轉向右側，同時將肩膀和手臂往地板壓，保持雙膝併攏，上半身緊貼地面，不要勉強而過度旋轉。這並不是一個很大的動作，重點是控制力
- 維持這個位置十秒，接著慢慢回到一開始的位置
- 換轉向左側，維持十秒
- 每側重複五到十次

進階版軀幹旋轉

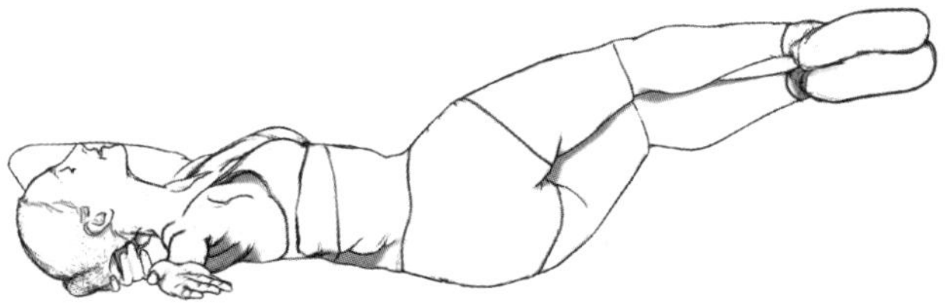

若你覺得身體已經適應，可以把雙腿抬高，試試看進階版。把雙腿抬高會增加阻力，需要更大的腹部力量，這個動作可以改善下背與髖部的活動度，也能改善脊椎的前屈、延展與旋轉。

- 平躺於地面，雙臂打開，手掌朝下，把雙膝位置移到胸前，小腿與地板平行
- 開始軀幹旋轉，如同簡易版本一樣的步驟

鳥狗式

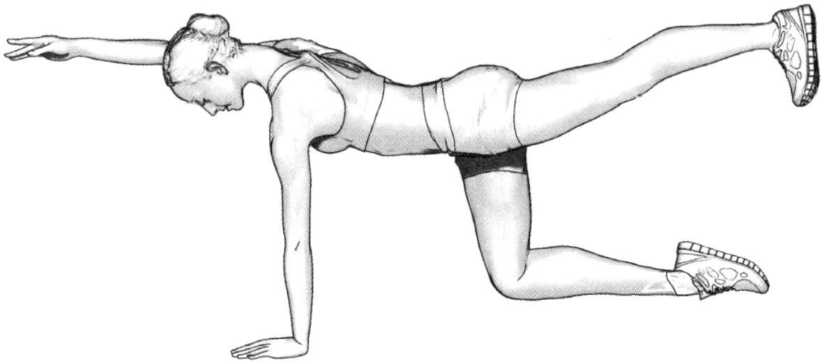

這個動作可以改善脊椎的穩定性與位置，也能減緩下背痛。鳥狗式能訓練核心、髖部、背部肌群，這些對於矯正姿勢與穩定身體有很

大的幫助，同時有助於維持良好姿勢與增加下背的活動度。

- 膝蓋跪地，雙手撐地，膝蓋與髖同寬，雙手與肩同寬。
- 收緊腹肌，維持脊椎正確位置，背部呈一直線，肩胛收緊並下壓。
- 一開始練習時可以舉起一隻手與對側膝蓋，離地大約三公分，平衡身體，維持重心。穩定之後再做完完整的動作。
- 慢慢舉起右臂與左腿，切記肩膀跟髖部要與地面平行，骨盆不要翻起來，不要把腿舉太高或過度彎曲脊椎，記得胸部與地面平行，維持這個姿勢十秒鐘。
- 重複五到二十次。
- 回到一開始的位置，換邊做——舉起左臂與右腿。
- 重複五到二十次。

嬰兒式

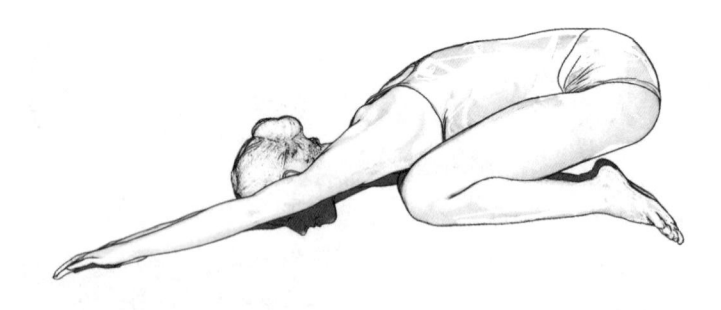

這個瑜珈的休息動作可以紓緩脊椎、頸部與肩膀的疼痛，當軀幹放在膝蓋上方時，脊椎自然會拉長。這個動作有助於放鬆下背肌群、促進脊椎周圍的血液循環，及增加柔軟度。

- 雙手與膝蓋放在地面上，背部前彎
- 臀部坐在腳跟上，越貼合越好，但不要過度拉伸
- 以髖部為支點，身體向前趴，雙手往前伸展或放在身體兩側，手掌朝上
- 肚子放在大腿上
- 深呼吸，專注在放鬆緊繃的區塊
- 維持這個姿勢一分鐘
- 用手把身體撐起回到一開始的位置

做這些運動是為了減輕疼痛，現在可以想想如何把運動的效果加倍，你所攝取的食物可以緩解造成疼痛的原因，而非讓發炎的狀況越糟。

第9章

策略六：止痛飲食

你可以透過均衡的抗發炎飲食來減少背部問題及慢性疼痛，如攝取維生素及營養物質，可以滋養骨骼、肌肉、椎間盤與其他脊椎結構。你攝取的食物可以控制及預防發炎，但也可能造成身體發炎。慢性發炎是大多數慢性疼痛的根源，而你吃的東西會影響病情。你可以試試止痛飲食，以改善整體健康狀況。

雖然發炎與疼痛跟疾病有關，但並不總是有害，這是保護健康的身體反應。受傷或感染時，身體會向免疫系統發出訊號，將白血球輸送到患處，以修復損傷或對抗疾病。修復完成後，發炎反應就會消退。當壓力很大時，「戰鬥或逃跑」反應會啟動免疫系統的發炎反應。心理壓力可能會導致身體一直處於危機模式，這個模式會導致慢性的輕度發炎，對健康細胞有害並引起肌肉、組織及關節疼痛。長久的慢性輕度發炎會導致許多嚴重的疾病，如癌症、心臟病、糖尿病、關節炎、憂鬱症及阿茲海默症。減少體內發炎不僅可以緩解背痛，還可以防止罹患嚴重疾病。

良好的飲食有助免疫系統發揮最佳功能，但不良的飲食會啟動免疫系統，導致慢性的輕度發炎。顯然，你要吃有助於調節免疫系統的食物，不要吃會使身體發炎的食物，不要吃高度加工的食品，選擇新鮮天然食材是止痛飲食的基石。

加工食品與疼痛

若想緩解慢性疼痛，就必須調整飲食。良好的飲食會大大改善疼痛。大部分在超市裡的加工食品，裡面的養分可能再加工過程中流失掉了，若這個食品是裝在罐頭、瓶罐、塑膠袋或紙盒子裡的，外頭貼上一長串唸不出來的成分表，就可以歸類成加工食品。這些食品在加工過程中，養分都流失了，而且還「加料」添加人工維生素與礦物質，纖維也不復存在。化學添加物讓食品可以保存較長的時間，賣相也比較好，人工香料是一種化學混合物，而且很多會造成發炎反應。

《時代》雜誌的一篇文章指出，百分之六十美國民眾每日攝取的熱量是由「超級加工食品」來的，就是內含人工香料、色素、甜味劑、氫化油、乳化劑及其他你不會自家廚房裡使用的添加物之食品。研究還指出，加工食品是美國飲食中添加糖的主要來源。

糖會加劇發炎反應

高糖分飲食會導致慢性的全身性發炎，糖分會刺激肝臟產生游離脂肪酸。當身體消化這些游離脂肪酸時，產生的化合物會引起發炎反應。我必須重申，大多數的關節與肌肉疼痛都跟發炎有關。即使疼痛是由外傷引起的，吃高糖份食物也可能會惡化或延長症狀。

含糖飲料是最糟糕的添加糖來源之一。大腦對於食用富含糖分的食物會有反應，因為它們具有膨化效果。然而，對於沒有膨化效果的含糖飲料，身體無法感知其中的熱量。最終會攝取更多的熱量，因為飲料並無法帶來飽足感。

可樂危機

我的病人，鮑伯因慢性背痛就診。他跟我說背痛讓他難以正常活動。對他來說，要運動顯然不可能，因為他的體重過重——身高一百七十八公分，體重一百三十七公斤。我詢問他的狀況，並告訴他：他的體重可能就是導致慢性背痛的主因。

我問他何時體重開始增加，他說大約十年前，體重每年開始增加五到八公斤，於是我開始問他的飲食習慣。他說他喝可樂的量越來越多，一天要喝四罐兩公升裝的可樂。這是每天除了原本的飲食，額外攝取三千兩百卡的熱量，也是他體重增加的主因。

我把背痛自救計劃介紹給他，建議他多活動。我們制定了減少可樂攝取量的計劃。減重不是一朝一夕可以達成的事，但在他改變飲食習慣，增加每天活動量後，體重開始下降。

他深信自己可以達成目標，讓他更有決心持續下去。當他體重減輕時，他也開始做背痛自救計劃裡的運動，他發覺到當他活動越多，精神就越好，雖然提他的理想體重還有一段距離，但在四個月內，他的疼痛已大幅減輕。

食品製造商在加工時，添加許多精緻糖、鹽及不健康的脂肪。兩百年前，美國民眾平均一年攝取約一公斤的糖分，到一九七〇年，一年平均攝取五十五公斤的糖，而現在，平均一年攝取將近七十公斤。

這等於是一週吃一點三公斤或是六杯份的糖，攝取糖分增加與加工食品取得的便利性有關。沒有人會直接吃那麼多糖，這些糖分都隱藏在加工食品中。

整體而言，加工食品所含的糖分比非加工或輕度加工食品，如肉品、新鮮蔬果、穀物、牛奶等，還要多上五倍。

美國心臟協會（American Heart Association）發表了糖分攝取量的建議：

- 男性每日攝取添加糖分不應超過九茶匙（三十六克或一百五十大卡）
- 女性每日攝取添加糖分不應超過六茶匙（二十五克或一百大卡）

把這些數字實體化就是一罐三百五十毫升的可樂，含有八茶匙的糖（三十二克或一百四十大卡），因此一天喝一罐就會超標。

單一碳水化合物 vs. 複合式碳水化合物

大部分高度加工的食品其原料是精緻澱粉，如白麵粉，在加工食品中的精緻單一碳水化合物是糖，維生素或礦物質這類的養分都流失了。糖果、餅乾、脆餅、汽水、運動飲料以及麵包、捲餅、義大利麵、白米等「白色食物」，都含有大量的糖與澱粉。單一碳水化合物的問題在於十分容易消化吸收，導致血糖飆高。複合式碳水化合物，如糙米、全穀食品、豆類、大多數的蔬菜，雖是澱粉但也富含纖維，這些食物需要更長的時間消化，能夠穩定提供一天所需的能量，也能維持較長時間的飽足感。

我知道加工食品的範圍很廣，明確來說，我想告訴你一個原則來分辨會造成身體發炎的食物：

含糖飲料：汽水、果汁、能量飲料、運動飲料、含糖茶飲、含糖咖啡

精緻澱粉：白麵包、義大利麵、白飯、脆餅、捲餅餅皮、餅乾、可頌

油炸類食品：薯條、炸洋蔥、甜甜圈、炸雞、炸起司條、蛋捲

加工肉品：培根、臘腸、熱狗、煙燻肉品、義式香腸、牛肉乾

垃圾食物：速食、冷凍食品、洋芋片、蝴蝶餅、奇多

早餐食品：烤穀麥、早餐穀物片、穀物棒、夾餡餅乾、馬芬蛋糕、貝果

低卡食品：低脂優格、低脂花生醬、低脂醬汁、低脂沙拉醬、人工甜味劑、低卡汽水及任何低澱粉含量食品

罐頭食品：焗豆罐頭、罐頭蔬菜、罐頭水果、罐頭濃湯

甜點：巧克力棒、餅乾、糕點類、蛋糕、甜甜圈、甜派、水果塔、冰淇淋、布丁、卡士達、冰棒

反式脂肪：起酥油、部分氫化植物油、人造奶油

咖啡因與垃圾食物

五十四歲的愛德華是重型卡車司機，他長期受背痛所苦，尤其在開車超過八小時後背痛十分嚴重。他身高一百八十二公分，體重將近一百二十公斤，而且有抽菸習慣長達二十五年。他好幾次在工作時都差點發生車禍，這讓他

十分擔心，但他也表示自己不可能辭職不工作。

愛德華的核磁共振與 X 光影像檢查顯示在 L4-L5 及 L5-S1 椎骨處出現重度椎間盤退化，脊髓囊——也就是包覆脊髓、神經與脊髓液的鞘——沒有出現顯著壓迫。我表示我會盡力幫助他，但同時告訴他要解決背部問題可能需要至少六個月。他很想解決這個問題，對他來說，六個月比他長年忍受的不適相比，根本是很短的時間。

我計算給他聽，長年累積下來，他吸了九千一百二十五包菸，這在肺部累積了不少焦油，他坦言他抽菸的狀況其實更加嚴重，他常常一天抽兩包菸，他也明白該戒菸了，他的太太也這麼希望。為幫助他戒菸，我決定請他的醫師開含尼古丁的處方口香糖給他。

他下定決心要做出改變。接著我們討論他的體重，他說在開車的時候很難好好吃飯，所以他時常在休息站吃一些垃圾食物，在車上也會放一些糖果或鹹餅乾，他說他每天要喝很多含咖啡因的飲料提振精神，因為他總是覺得很累。我們討論了減重的方法，並且制定了計劃。我建議提他一天減少攝取五百大卡，這樣每週就可以減少三千五百卡，等於一週減〇．五公斤，累積下來一年可以減二十二公斤。若每週只減〇．二五公斤，兩年下來也可以減二十二公斤來達成他的目標體重。這樣的減重方式比較健康，而且比較實際容易達成。愛德華也說他在開車的時候也會選一些比較好的食品跟飲料，他知道他必須這麼做。

他的睡眠習慣不好，而這些含咖啡因的飲品也沒什麼幫助，他說他一天睡四個小時，他解釋為什麼沒辦法好好睡覺，「很多時候在休息站睡覺時，卡車來來去去，也發出許多噪音，根本沒辦法好好睡。」

我們先設定一天至少睡六個小時，他也答應吃完午餐後睡個午覺，他自己也提議說要在家裡騰出一個安靜的區域來補眠，目標是在家可以有十到十二個小時的良好睡眠，來補足在上班時不夠的部分。

接著我請他要多注意開車時候的姿勢，改變姿勢會讓他更加舒適。他同意每天會停車伸展兩次，我跟他說在卡車裡，記得要坐正，要使用腰靠或是毛巾捲放在下背位置，雙腳要放在地板上或踏板上。我也建議他手臂可以靠在扶手上，開車時雙手放在方向盤上。他的座椅有液壓減震功能，遇到顛簸的路面對他的脊椎衝擊比較不這麼大。

我給他一條束腹帶跟一條標準的護腰，必要時可以用來給下背額外的支撐。

一年後，他減重十八公斤，整個人都煥然一新，他確實遵守我給他制定的計劃與建議，現在愛德華比較少喝含咖啡因飲料，並且持續使用戒菸口香糖，現在他一天已減少到只抽半包。

雖然他沒有使用護腰，但他很喜歡束腹帶，並認為束腹帶給他的支撐「恰到好處」。

他很自豪自己所達成的進步，重點是現在他沒有疼痛。雖然偶爾還是會發作，但跟以前相比情況好太多，病情改善後，他的生活也更多采多姿。我很高興能見證他的努力，而且成功改善他的生活品質。

脂肪非生而平等

雖然脂肪臭名遠播，但事實上身體確實需要脂肪來給予能量，脂肪有助於身體吸收某些維生素及礦物質，也是對建構細胞膜與包覆神經必要的一部分。你可能聽說過市面上的反式脂肪有害健康、單元及多元不飽和脂肪對健康有益，而飽和脂肪則介於兩者之間。

反式脂肪是透過氫化過程製成，將健康的油轉化為固體。美國已禁用反式脂肪，因為食用反式脂肪對健康有害，以前反式脂肪常用於人造奶油與植物起酥油。食品製造商學會如何製造部分氫化植物油，而現在用於從餅乾到速食薯條等的各種食品中。這種新版的反式脂肪，也就是部分氫化植物油，會引起發炎。

飽和脂肪在常溫時為固體，常見於紅肉、全脂牛奶的乳製品，以及許多市面上的微波食品與烘培類商品。飽和脂肪不僅會造成高膽固醇，也會使免疫細胞失能且導致發炎。

好的脂肪通常是由蔬菜、堅果、種籽、魚類所製，在常溫時為液體狀，單元不飽和脂肪常見於橄欖油、花生油、芥花油、酪梨及大部分的堅果類。多元不飽和脂肪主要分為兩大類：omega-3 脂肪酸及 omega-6 脂肪酸。omega-3 主要來自高脂肪的魚類、核桃、芥花油及未氫化之大豆油，對健康有益。omega-6 則來自紅花油、大豆油、葵花油、核桃油及玉米油，過去認為 omega-6 脂肪會加劇發炎，但這樣的看法已有所改變。人體可以將最常見的 omega-6 脂肪酸——亞油酸轉換為一種稱為花生四烯酸（arachidonic acid）的脂肪酸。花生四烯酸是能促進發炎反應的分子前驅物。不過，近來研究發現，人體也會將花生四烯酸轉化為具有抗發炎作用的分子。考量這些因素，攝取 omega-3 脂肪酸似乎仍是更理想的選擇。

對抗發炎的飲食

雖說飲食可能導致身體發炎，但同時控制飲食也是最有效降低發炎與疼痛的辦法。良好飲食對免疫系統十分有益，維持免疫系統正常運作，進而避免長期輕度的發炎。

地中海飲食是對抗發炎與疼痛的最佳方法，所謂地中海飲食就是以蔬菜為基底的食品，如全穀、蔬菜、豆類、水果、堅果種子類、草本植物與辛香料，而橄欖油是主要的脂肪來源，魚類、海鮮類、乳製品、禽肉類則是適量攝取，紅肉與甜品則須盡量避免。

我的止痛飲食建議如下：

- 減少食用加工食品，因為糖分、反式脂肪及添加物都會引起發炎。
- 餐點以蔬果為核心。以蔬菜為基的飲食能夠富含抗氧化物質及植物性化學成分，對抗發炎十分有效。每天要至少吃五份蔬果與豆類。
- 建議食用「彩色餐點」。各色蔬果及豆類——紅、橙、黃、綠、藍、紫，皆富含營養，食用各色蔬果能獲取各種重要的維生素及營養，有助於對抗發炎。
- 不要吃精緻澱粉，如白麵包、義大利麵、白飯，試試看全穀類食品。精緻澱粉如白麵包會上血糖飆升並會導致發炎，試試看用糙米、大麥、布格麥、藜麥來取代白飯。

- 每周至少吃魚兩次。選擇富含 omega-3 脂肪酸的魚類，如鮭魚、鯖魚（更多選擇請參見第 206 頁）
- 煮飯時使用初榨橄欖油取代奶油或其他植物油。橄欖油富含單元不飽和脂肪酸，而且科學實證可以減少發炎，同時也富含維生素 E、K 及其他抗氧化物質。若採高溫烹調時，可以改用椰子油。
- 富含飽和脂肪的紅肉因為容易造成發炎反應，所以應盡量避免。雖然各項研究結果不一，但經常食用紅肉會加劇類風濕關節炎的症狀。
- 多多使用辛香料，這不僅讓食物更佳美味也能避免發炎，如卡宴辣椒、肉桂、薑或薑黃。
- 吃新鮮水果當甜點，高糖分的甜品會使疼痛惡化。
- 限制酒精攝取。近年研究顯示，酒精會引發腸道發炎並損害身體調節發炎反應的能力，導致全身性發炎。

補充足夠水分

喝水對身體維持功能是必要的，但你可能沒想過喝水也會影響背部。一項研究太空人的研究發現，椎骨之間的間距會隨著時間及身體水分的程度而改變。其他研究顯示，站立時脊椎與地面垂直，地心引力會對脊椎有所影響，椎間盤會受到壓迫，脊髓液會被擠出來。在一天之中，椎間盤之間的空間縮小，脊椎的曲線會發生變化，導致活動度下降，然而，平躺睡覺時，身體不受重力的影響，椎間盤又重新補水澎起，恢復到適當的間距。

簡單的補充水分標準是一天喝八杯兩百四十毫升的水，或是體重每〇．四公斤要喝十五到三十毫升的水，例如，體重七十七公斤，一天要喝約兩千五到五千毫升的水，等於是十一到二十一杯水。身體所需的水份也會因為天氣的冷熱、乾濕、海拔高度、喝酒、運動、懷孕、生病等狀況而改變。

三十種抗發炎食物

有些食物自然就能抗發炎，富含對抗發炎反應的養分，多吃這種食物有助於降低慢性發炎，更好的是，也可以透過在全身性發炎發生前關閉這樣的反應以調節發炎反應。我整理了一份包含三十種科學證實能夠減少發炎及預防嚴重疾病的食物清單，你可以把這些強大的食物加入你的飲食中，當發炎程度減低，疼痛也隨之減輕。定期吃這些超級食物有助於改善頸背部疼痛，讓你不用再吃抗發炎藥。

這三十種食物富含有效的止痛營養素，同時，我也指出每種食物中的修復營養素，我希望讓你了解超級食物是如何對抗發炎的，鼓勵你多多食用。以下說明營養資訊中的術語。

常見於初榨橄欖油的 omega-3 脂肪酸，又稱 EPA 及 DHA，是十分強大的抗發炎物質，在橄欖油中的維生素 C、A、E 有助於清除自由基，礦物質有助於吸收營養及排出可能引起發炎的毒素，而纖維則是有助於分解食物，維持腸道健康。

含有植物性化學成分及植化素的蔬菜能對抗發炎，在植物中的多酚可以對抗紫外線及感染，當你攝取含有這些營養素的食物，他們可以降低發炎、預防疾病以保護身體。

抗氧化物質可以中和破壞細胞的自由基，自由基會造成細胞層級的發炎，抗氧化物質會攻擊自由基，降低發炎，許多維生素、多酚及植化素都是抗氧化物質。

類黃酮是一大組植化素，擁有豐富的抗氧化物質及抗發炎的屬性。我指出類黃酮常見於這三十種超級食物中，如花青素、槲皮素、兒茶素、白藜蘆醇、山柰酚。在植物中的類胡蘿蔔素，常見的顏色有紅、橘、黃，也是抗發炎的抗氧化物質，類胡蘿蔔素有 α- 胡蘿蔔素、β- 胡蘿蔔素、葉黃素、茄紅素。

以上這些營養素的介紹，讓你更清楚超級食物是如何對抗發炎。

1. **杏仁及其他堅果：**杏仁、榛果、花生、胡桃、開心果及核桃含有豐富的纖維、鈣、鎂、鋅、維生素 E 與 omega-3 脂肪酸，這些成分都具有抗發炎作用。核桃皮含有抗發炎酚酸、類黃酮及單寧。
2. **酪梨：**富含抗發炎的單元不飽和脂肪酸，以及鉀跟鎂，有助於清除導致發炎的毒素，酪梨富含的類胡蘿蔔素及生育酚等抗氧化物質，也存在於維生素 E 中。
3. **豆類與莢果豆類：**黑豆、鷹嘴豆、扁豆、斑豆、紅豆或黑眼豌豆都對健康有益。莢果豆類是該植物的種子，如豆子、扁豆、大豆、豌豆及花生。豆類及莢果豆類是強大的抗發炎食物，富含抗氧化物質及植物營養素，並且是世上擁有最豐富的纖維來源之一。它們也是富含維生素及礦物質的營養食物，如維生素 B 群、鈣、鎂、鐵、鋅、鉀。

這類食物對人類及動物來說都極其健康，而且對環境也非常有益：豆類的根可以固定土壤中的氮，減少石化肥料的需求。

莢果豆類一詞通常指豆科作物中，收穫乾燥種子作為食物用途者，換句話說，就是在任何天然食品商店中，可以找到的乾豆及扁豆。

4. **甜菜：**使甜菜呈紫色的色素稱為甜菜鹼，是非常強大的抗發炎物質。
5. **甜椒：**紅椒尤其富含維生素 C 及抗氧化物質，如 β- 胡蘿蔔素、槲皮素及木犀草素。
6. **莓果：**藍莓、覆盆子、黑莓及草莓含有類黃酮抗氧化物質與花青素，可以消除體內的發炎反應。藍莓含有槲皮素，這種抗氧化物質具有強大的抗發炎作用。在莓果中的白藜蘆醇可以破壞自由基，而維生素 C 則可以支撐免疫系統對抗發炎。
7. **黑胡椒：**含有胡椒鹼，可對抗急性發炎，胡椒鹼也可以增加其他抗發炎食物的效果。
8. **花椰菜及其他十字花科蔬菜：**花椰菜、球芽甘藍、高麗菜及羽衣甘藍都是十字花科蔬菜，也是抗發炎的抗氧化物質——蘿蔔硫素的來源。這些蔬菜富含維生素 K，能調節發炎反應，它們所含的鉀和鎂有助於排出毒素。十字花科蔬菜中也含有抗發炎類黃酮及類胡蘿蔔素，所以他們常被稱為超級食物。
9. **胡蘿蔔：**含有 β- 胡蘿蔔素，可轉化為維生素 A，本身就是一種很強的抗氧化物質。

10. **卡宴辣椒：**其辣味來自辣椒素，可以對抗發炎。
11. **櫻桃：**酸甜的櫻桃含有花青素及兒茶素，可以消除發炎反應，在櫻桃中的維生素 C 能支撐免疫系統，對抗發炎，也能降低慢性發炎，而且其抗氧化物質有長久的效果。
12. **辣椒：**含有芥子酸及阿魏酸，可減少發炎及氧化壓力。辣椒含有辣椒素，是辣味的來源，也能對抗發炎。
13. **奇亞籽：**奇亞籽提供抗氧化的維生素 A、B、D 和 E 及酚酸，而礦物質鎂也可以排出毒素。
14. **肉桂：**肉桂醛是一種類黃酮，賦予肉桂風味及香氣，可以預防及降低發炎反應。
15. **黑巧克力：**含有至少百分之七十可可成份的巧克力富含黃烷醇及多酚，具有減少發炎的抗氧化物質，同時也含有具有抗發炎作用的鋅、鎂、鐵。
16. **特級初榨橄欖油：**含有單元不飽和脂肪酸，可以減少發炎，為類黃酮與抗氧化物質的槲皮素，也能對抗發炎。這種油脂讓身體更容易利用營養物質、維生素及抗發炎化合物。
17. **特級初榨椰子油：**椰子油具有大量的抗氧化物質，可以對抗自由基與發炎，也比橄欖油耐高溫。
18. **亞麻籽**：纖維及多酚的重要來源，可為持腸道內抗發炎菌種的生長。亞麻籽是木脂素最豐富的來源，木脂素是含有水溶性纖維的植物化學物質，具有抗氧化作用。亞麻籽必須磨碎才較好消化。
19. **生薑：**含有稱為薑辣素的抗發炎抗氧化物質，有助於清除體內毒素，增強免疫系統並調節發炎反應。生薑可以泡出美味的茶飲。

20. **葡萄：**含有多種抗氧化劑，如類黃酮及白藜蘆醇。紅葡萄和黑葡萄含有花青素，可以抑制發炎反應。
21. **高油脂魚類：**對抗發炎的最佳魚類及貝類是野生捕獲的鮭魚、沙丁魚、鳳尾魚、鯡魚、鯖魚、銀鱈、大比目魚、黑鮪魚、鱒魚、藍魚、青蟹、牡蠣、鱸魚、鮪魚罐頭、蝦子、魚子醬 / 魚子。

    高油脂魚類富含 omega-3 脂肪酸，這只存在於動物性油脂，omega-3 可以降低體內發炎，而屬長鏈 omega-3 的 EPA 和 DHA，是最有效的抗發炎營養素之一。

    如果可以的話，請選購野生捕獲的魚類，養殖魚類含較多的 omega-6 脂肪酸，可能會導致發炎。
22. **洋蔥及其他蔥類蔬菜：**大蒜、紅黃洋蔥、大蔥、青蔥、香蔥及韭蔥含有大蒜素，這種化合物可以刺激抗發炎蛋白質與抑制慢性發炎物質，而具有抗發炎作用。
23. **柳橙：**含有豐富的維生素 C，具有抗氧化作用，可以減少發炎。在柳橙中的類黃酮，如橙皮苷及柚皮素，也可以對抗發炎。類胡蘿蔔素可以抑制發炎產生。
24. **鳳梨：**含有維生素 C 的鳳梨有助於降低發炎。鳳梨所含的消化酶——鳳梨酵素，具有抗發炎及止痛屬性。
25. **紅酒：**適量的紅酒可以對抗發炎。與紅葡萄一樣，含有花青素，可以減少氧化壓力，同時也能調節血糖。
26. **菠菜及其他深色蔬菜：**芝麻菜、白菜、寬葉羽衣甘藍、蒲公英葉、羽衣甘藍、芥蘭菜、綠葉花椰菜及瑞士甜菜都是深色綠葉蔬菜。這些葉菜富含抗發炎的抗氧化物質，如維生素 A、C、K 及類黃酮。深色葉菜比淺色葉菜含有更高濃度的營養物質及植物化學物質。菠菜含有槲皮素及山柰酚，這些類黃酮化合物具有抗發炎作用。菠菜、瑞士甜菜及羽衣甘藍也含有類胡蘿蔔素與生育酚，這些營養素也存在於維生素 E 中。

27. **地瓜：**富含維生素 C、K、鉀與維生素 B 群，具強大的抗氧化功能。
28. **茶：**綠茶、某些紅茶、抹茶粉具有抗發炎作用，茶葉含有兒茶素及抗氧化物質，可以減少發炎。只有從在於綠茶中的 EGCG，是兒茶素中最強的一個種類。雖然紅茶也有抗發炎效果，但綠茶更加有效。
29. **番茄：**含有維生素 C、抗氧化及抗發炎物質，同時含有鉀，可以排出體內的毒素。尤其是煮熟後的番茄富含茄紅素，可以對抗可能導致憂鬱的發炎反應。科學實證茄紅素可以減少體內的導致發炎的物質。茄紅素存在於番茄皮中，在小番茄中含量較高。
30. **薑黃：**為強大的抗氧化及抗炎發炎食物，含有薑黃素，這是這種香料呈深黃色的原因，也是咖哩粉的成分之一。

消炎點心

雖然吃脆的、鹹的、甜的零食可能很誘人，但要控制發炎，就要注意吃什麼的東西當零食點心。為鼓勵你持續下去，我提供了一些美味、止痛零食的建議。你可以發揮創意，結合這些食材，創造屬於你的點心：

- 酪梨醬配生菜：生胡蘿蔔、青椒、花椰菜、花菜、豆薯或任何生菜
- 芹菜梗或蘋果片沾杏仁醬
- 氣炸爆米花灑上抗發炎的香料，如薑黃、紅甜椒粉、辣椒粉、新鮮切碎的羅勒、細香蔥、迷迭香、奧勒岡葉
- 冷凍葡萄
- 一把堅果──杏仁、榛果、花生、胡桃、開心果及核桃
- 鷹嘴豆泥與生菜
- 橄欖油烤小番茄
- 水煮蛋
- 全脂優格加莓果、奇亞籽、堅果
- 煙燻鮭魚搭配全麥麵包或餅乾
- 羽衣甘藍脆片
- 冷凍香瓜球
- 烤鷹嘴豆佐香料
- 黑豆沾醬配生菜

- 酪梨全麥土司
- 優格製成的蔬果昔
- 橄欖
- 適量黑巧克力
- 水果沙拉
- 薑黃烤花菜
- 自製莓果冰棒

只需要稍微搭配一下手邊的食物，就能做出抗發炎小點。當疼痛開始消退時，你會更加享受這些有益健康的零食點心。

維持背部健康的維生素及其他補充品

要減少背部問題，某些維生素及營養素對於滋養骨骼、肌肉、椎間盤與脊椎的其他結構至關重要。有些營養素具抗氧化功能，有助於減少發炎。雖然可以直接使用補充品，但我建議從天然來源獲取這些維生素。這邊重點介紹一些有助於緩解背部問題及疼痛的營養素及食物來源：

鈣

攝取足夠的鈣對於維持骨質至關重要。充足的鈣有助於避免骨質疏鬆症，但同時也要攝取足夠的維生素 D 才能有強健的骨骼。

來源：牛奶、優格、起司、深色葉菜、豆類、柳橙、豆腐、黑糖

蜜、富含 omega-3 的魚類。

維生素 D3

維生素 D3 能幫助身體吸收鈣，維生素 D 不足與發炎疾病有關，如類風濕性關節炎。經實驗證明，維生素 D 對細胞具有顯著的抗發炎作用，可以減輕慢性發炎導致的疼痛。當皮膚暴露在陽光下時，身體會產生維生素 D，但只有少數食物天然含有維生素 D。

來源：高油脂魚類（鮭魚）、肝臟、魚肝油、牛肉、蛋黃。某些穀物、牛奶、果汁及麵包都添加了維生素 D。

鎂

鎂是有助於保持骨骼強壯的礦物質。透過維持骨密度，這種礦物質有助於預防背部問題。鎂是體內三百多種生化反應所需的成分。若血液中的鎂不夠時，身體會把骨骼中的鎂拿出來用，這對脊椎非常不好。鎂有助於放鬆及收縮肌肉，並增強支撐脊椎的肌群。

來源：綠色葉菜、魚、豆類、種子、堅果、全穀物、優格、酪梨、香蕉及含百分之七十可可的黑巧克力。

維生素 C

維生素 C 具抗氧化功能，有助於消除自由基，自由基會破壞細胞及組織而引起發炎。作為一種抗氧化物質，維生素 C 有助於修復受傷的肌肉、肌腱、韌帶和椎間盤，並保持椎骨強壯。

維生素 C 對於骨骼、肌肉、皮膚及肌腱中膠原蛋白的產生是必需的，而膠原蛋白是組織形成的一部分。

維生素 C 也可以降低肝臟所產生的 C 反應蛋白（C-reactive protein，簡稱 CRP）。C 反應蛋白為發炎指標，一種理論認為，維生素 C 可能會抑制細胞激素的產生，從而調節發炎反應。當細胞激素受壓制時，發炎反應會隨之降低。

來源：柑橘類水果、草莓、辣椒、花椰菜、球芽甘藍、菠菜、綠葉蔬菜、莓果和地瓜。

維生素 B12

維生素 B12 有助於骨細胞的形成，並且是形成骨髓中紅血球的必要物質。維生素 B 群可以緩解神經疼痛。

來源：動物性蛋白，如雞蛋、魚、禽肉或肉類，以及乳製品，如牛奶、優格及起司。因為維生素 B12 不存在於蔬菜中，因此建議素食者直接使用補充品。

維生素 K2

維生素 K2 能引導骨骼礦物質的分布，將鈣從軟組織中轉移並沉積到骨骼中。維生素 K2 與鈣的組合有助於保持脊椎及全身骨骼的強健。維生素 K1 是 K2 的植物形式。

維生素 K2 來源：肉類、起司、蛋黃及其他乳製品的健康脂肪。

維生素 K1 來源：綠葉蔬菜，如菠菜、羽衣甘藍及花椰菜。

鐵

鐵在維生素 D 轉化為活性形式的過程中扮演重要角色。鐵也與膠原蛋白的產生有關。鐵是血紅蛋白及肌紅蛋白的成分，這些蛋白質將氧氣輸送到全身，包括支撐脊椎的組織。

來源：肝臟、豬肉、魚、貝類、紅肉、禽肉、綠葉蔬菜、扁豆、豆類、雞蛋、大豆及全穀物。

葡萄糖胺與軟骨素

葡萄糖胺是一種氨基酸，在軟骨與結締組織中，有很高的含量。軟骨素則存在於結締組織中，通常與葡萄糖胺一起服用。葡萄糖胺與軟骨素是軟骨的成分，而軟骨是緩衝關節的組織。兩者都是由體內自然產生，也可以用補充品來補足。研究探討這些補充品單獨或一起使用，對破壞關節軟骨的骨關節炎有何影響，其結果眾所周知，它們可以緩解發炎引起的關節疼痛。

如果你想保護背部，改變飲食習慣可以讓運動的效果加乘。採用本章概述的飲食將增強你的能量、提振精神、擺脫疼痛。

第 10 章

策略七：良好的睡眠

超過半數以上的背痛患者同時有睡眠問題，慢性背痛讓人難以入眠，而且疼痛會影響睡眠品質，換睡姿時也可能觸發疼痛。這是一個惡性循環，慢性疼痛阻礙睡眠，隔天你會更加疲累、對疼痛更加敏感。這樣加重的疼痛感讓睡眠品質再度下降。睡眠品質與疼痛似乎息息相關，但研究顯示，睡眠品質低落對慢性疼痛的影響較大。可以確定的是，慢性疼痛與睡眠問題是不健康的組合。

良好的睡眠品質對身體上、精神上及情緒上的健康至關重要。睡覺時，大腦會修復及再生細胞、組織與神經，從而增強賀爾蒙與免疫系統。良好的睡眠分為四個階段，在前兩個階段，你會慢慢的與世隔離，到第三階段進入最深層、修復的睡眠，身體活動在這個睡眠階段降到最低。深層睡眠對身體修復、調節賀爾蒙與生長十分重要。第四階段為快速動眼期睡眠（rapid eye movement，簡稱 REM），在這個階段，大腦會處理及合成記憶與情感，這與學習跟更高層次的思考有直接相關。

良好的睡眠是由睡眠週期的四個階段不斷循環所組成的。通常，一個晚上會經歷三到六個循環，每個循環大概九十分鐘，當睡不夠久無法走完一次完整循環的話，代表深層 REM 睡眠不足。若無法得到充足睡眠，會影響到你的思考、情緒與身體健康。經常在前兩階段就醒來的人，比較難進入深層睡眠階段。失眠者可能無法在每一階段獲得充足的睡眠。充足睡眠的重要性十分關鍵。

你也許注意到當你有充足睡眠時，隔天你的思緒較清晰，充滿活力。但你知道有七到九小時的充足睡眠也可以提升身體在細胞層及控制發炎反應的能力嗎？缺乏睡眠可能會讓你更容易感到生理與心理上的壓力。若長期無法獲得充足睡眠，可以觸發發炎反應。良好睡眠可以對抗壓力，控制發炎反應，因此，充足睡眠可以減輕慢性疼痛。

頸部疼痛

有次在我做完手術寫醫囑時，麻醉師問我有沒有時間可以談一談，我請她到我辦公室來。

我問：「怎麼了嗎？」

她說：「我脖子痛很久了，痛到連肩膀都痛，最近因為太操勞、壓力大，睡也不超過四小時，全家人都受影響。我心情很差又焦慮，但是我也不知道怎麼辦才好，雖然還是可以工作，但生活真的是一團糟。」

我讓她照了頸椎的核磁共振，影像顯示在 C5-C6 有輕度退化的現象。我在跟她講解影像結果時發現她的姿勢不是很好，她有些駝背，脖子也往前伸。她的不良姿勢很明顯就是疼痛的主因。我建議她要維持良好姿勢：耳朵與肩膀對齊，肩胛後收。我跟她說了舊金山州立大學的研究發現不良姿勢與憂鬱症的關聯，許多專家認為，駝背、小腹前凸的姿勢與體重增加、胃灼熱、焦慮、呼吸道問題有關。

我跟她介紹了一些矯正姿勢的運動，我教她如何練習腹式呼吸與開胸運動。深度的腹式呼吸能讓脊神經在脊椎管裡活動，進而消除疼痛。我教她一些頸背部的伸展來紓緩緊繃與增加她的活動度。我建議她平時要多活動跟洗熱水澡。

當我們在討論她的失眠狀況時，她說通常睡前她會在床上看電視。我跟她說螢幕產生的藍光可能會造成刺激，反而更難入睡。當我們討論到她的工作行程時，我注意到她常常沒吃午餐，一直到晚上八點才吃晚餐再搭配一兩杯紅酒。睡前吃太飽會影響睡眠品質，睡前喝酒雖然有助於入眠，但很可能會打斷接下來的睡眠階段。研究證實酒精會降低睡眠品質與睡眠時間。此外，在吃晚餐時喝酒會讓她在晚上必須起床上廁所。我們討論到如何改善她的睡前習慣，以讓她放鬆更容易入眠。

她說：「我真的受不了每天都這麼累，我願意嘗試任何方法。」她決心徹底改變自己的睡眠習慣。

兩週後，她的睡眠品質明顯改善，她說她好像煥然一新，生活也回歸正軌。使用背痛自救計劃的一些策略讓她恢復健康，頸部疼痛也隨之消失。

生理時鐘與發炎

你的生理時鐘，又稱晝夜節律（circadian rhythm），可以透過對光暗的生物化學反應，調節活動與休息的狀態，生理時鐘可調節一天的身體、精神與行為的變化。你的晝夜節律會刺激賀爾蒙的產生及其他生理變化，讓你在二十四小時內在入睡或保持清醒。正如睡眠週期是由生理時鐘控制一樣，許多其他身體機能也會因二十四小時的晝夜節律而變化。例如，正常體溫在上午五點左右最低，平均為 36.11℃，下午五點左右最高，平均為 37.44℃。賀爾蒙的分泌也會有所波動，早上皮質醇的分泌量最高，可以讓你有活力。褪黑激素是一種「暗色賀爾蒙」，由大腦的松果體在夜間產生，會讓你感到疲倦。從某種程度上，晝夜節律讓你的例行公事有規律。

晝夜節律也調節可以控制發炎反應的免疫系統。讓我再次重申：睡眠與發炎反應是由同一個晝夜節律調節的，讓不良睡眠打斷你的晝夜節律，免疫系統會啟動，導致發炎與疼痛。因為睡眠、免疫系統與發炎反應是由相同的機制調節，因此良好睡眠是關鍵。睡眠不足會導致身體的發炎反應，只要一晚沒睡好就會觸發全身發炎，長期獲得良好的七到九小時睡眠，有助於降低全身性的輕度發炎。一整晚的良好睡眠可以提升身體在細胞層及控制發炎反應的能力。

與你的晝夜節律同步

你需要穩定的睡眠習慣來調整睡眠與控制發炎反應的免疫系統。最簡單的方法是每天在同一時間上床睡覺跟起床。

早起鳥兒還是夜貓子？

在考慮如何獲得良好睡眠時，你必須了解自己的生理時鐘類型，也就是在基因上，傾向於睡眠的時間。你是早起鳥兒還是夜貓子，換句話說，你習慣早起還是習慣熬夜？若你可以依照基因傾向來決定睡覺時間，睡眠品質會比較好。我認為按照自己的基因傾向十分重要，因此我設計兩套背痛自救計劃：一套給早起鳥兒、一套給夜貓子。

基因傾向是由調節生理時鐘的遺傳基因決定，這個傾向可能受光照度、光照時間、運動習慣、社交互動及睡眠習慣所影響。若你是早起的人，就要在固定且適當的時間上床睡覺，早起時，可以做些晨間運動。對早起的人來說，下午或是傍晚的時間運動可能比較困難。夜貓子要調整自己的行程，因為他們一天開始的時間比較晚。你可以做許多事來遵循自己的晝夜節律：

- 在睡前一兩個小時內不要讓自己在強光的環境中，尤其是藍光。大腦會自動設定在這個時間需要光照。不管是看電視、打手遊、用平板，這些電子產品的藍光會讓大腦認為現在是光照時間，所以必須維持清醒。
- 起床後，享受早晨的陽光，最理想的狀況是出門運動，大腦會把身體叫醒。
- 溫度會影響生理時鐘。在早上運動會讓體溫升高，這也可以叫醒你的大腦，晚上讓房間的溫度下降會讓大腦進入睡眠。
- 確保房間是全黑的狀態，睡前要上廁所的話不要開燈，用夜燈或把燈光調暗，避免光照太多。有些人喜歡戴眼罩睡覺來維持全黑的狀態。
- 根據自己的基因傾向來選擇固定的睡覺時間。

慢性疼痛患者如何一夜好眠

失眠症意指多種睡眠問題，如難以入睡、難以維持睡眠及比預期的時間還要早醒來。許多受背痛之苦的患者早上醒來並不覺得自己煥然一新，因為他們的睡眠不足，無法達到修復的功能。許多人的睡眠狀態每小時就會發生幾次變化，因為無法達到深層修復的睡眠，睡眠品質不好導致精神不振，而缺乏修復性的睡眠會造成精神不濟、心情低落、疼痛感加深。

有慢性疼痛的患者需要不同的入眠守則，標準的建議是消除所有可能使你分心的東西，把電燈全關，維持安靜的狀態。在這樣的環境中，其實可能對背痛的患者反而有害。躺在床上試著入睡反而讓他們更專注在疼痛上。最有效的疼痛控制其實就是分散注意力。白天你忙著工作或做其他事情，讓自己不去想疼痛的事，但靜靜地躺著反而讓自己開始注意到疼痛。接下來的兩章會討論到如何把自己的注意力從疼痛上轉移開來。你可以試試看以下方法來獲得一夜好眠：

- 規律運動，但不要在睡前幾個小時內運動。有固定運動習慣的人，睡眠品質較好。他們能快速入睡，也比久坐不動的人睡得更久。你運動的越劇烈，好處會更多。做運動不僅會消耗體力，也能釋放壓力，讓你保持清醒。
- 固定每天上床睡覺與起床的時間，而週末也相同時間。遵守一定的規律可以訓練身體入睡。
- 若晚上會睡不著，那白天盡量不要午睡。若要午睡，控制在十五到二十分鐘內，而且不要太晚。
- 晚上適時放鬆，如果可以的話，把壓力大或難度高的事情在早上的時候做，晚一點做一些比較輕鬆的事。

- 不要太晚吃太多東西。
- 不要太晚喝含咖啡因的飲料，在下午三點後就不要再喝咖啡，咖啡因會讓你保持十二小時清醒。
- 不要吸菸，尤其是接近睡覺時間或半夜醒來的時候。
- 晚餐後不要喝酒，也許可以幫助入睡，但睡眠品質會很糟。酒精會讓你在深夜時清醒。
- 不要攝取糖分，尤其是晚上。糖分會給身體太多刺激，也會提升發炎反應。
- 睡前放鬆背部肌群，做一些溫和的伸展運動有助於放鬆肌肉張力。
- 睡前有固定的儀式，做一些放鬆的事，你可以看書、泡澡、喝杯熱牛奶或洋甘菊茶、冥想或聽一些紓緩的輕音樂。這會讓你自動變得想睡。
- 房間是睡覺或享受魚水之歡的地方，不要在床上看電視或講電話。
- 把手機關機或至少靜音。
- 不要躺在床上想東想西，找其他的時間去想，像是晚餐後，你可以好好思考你的煩惱。要是要做的事情太多，起床把這些事寫下來，然後想一些開心的事。
- 對睡覺抱持著輕鬆的態度。不要一直想著睡不著，這只會讓你更焦慮沮喪。要是整夜沒睡，不要讓自己陷入困擾，就順其自然，跟自己安慰說明天會睡得更好。
- 試試看腹式呼吸或在第十二章介紹的其他放鬆技巧，來減少對疼痛的注意，轉移睡不著的想法。

- 若躺了二十分鐘還是睡不著，起床去另一間房間，靜靜地坐著二十分鐘再回去睡。
- 如果這些都沒有效，試試看睡眠冥想，這算是最後的方法。你不想要依賴入眠的藥物，你可以跟醫師諮詢，服用一些睡眠輔助品，如抗過敏藥 Benadryl 或褪黑激素。服用這些藥品一定要謹慎小心。

最佳睡姿

良好的睡眠姿勢可以讓你好好休息，整晚你可能會一直換睡姿，為減輕背痛，可以使用枕頭來支撐。早上起床時覺得身體痠痛，雖然不僅只是睡姿造成的，但一天結束時或早上的疼痛可能是不良睡姿或運動的後遺症，而這正是導致疼痛的原因。

如同我前面所述，活動與地心引力會對椎間盤造成壓迫，像海棉被擠壓一樣，但平躺時，椎間盤會回充液體，早上時會恢復到飽水的狀態，當你起床活動時，飽滿的椎間盤會讓你對疼痛更敏感。

睡姿也會對頸部、背部、髖部增加額外壓力，理解四種最常見的睡姿有助於減少可能的問題發生。

側睡：最常見的睡姿

雖然側睡是最常見的，但是側睡會造成頸部、肩膀、髖部疼痛，也會造成側躺那側下顎的緊繃，另一個缺點是會造成臉部皺紋，你可能知道一項研究發現，往左側睡能減少打呼與幫助消化，往右側睡可能導致胃灼熱與胃酸逆流。

為找到良好的睡姿，目標是要讓脊椎在中立位置，接近直線，與床面平行，這樣一來，肌肉與關節的張力會是最小，也能維持脊椎自然的曲線。

頸部的角度也很重要，若枕頭太高或太低，頸部角度可能太大或太小，都會造成頸部肌肉緊繃。整個頸椎都需要良好的支撐，不然位置會跑掉。傳統的枕頭是用來支撐頭部而非頸部，頸枕或記憶枕比較能支撐頸部與頭部，使其與脊椎呈一直線。

髖部的位置對睡眠品質也有很大的影響，側睡時，髖部會與床面垂直，靠在床面的那側會在另一側正下方，讓兩側髖部對齊有助於避免脊椎扭轉，減少壓力的增加。

把膝蓋微微往胸前靠可以減輕背部壓力。

許多側睡的人會在兩腿之間夾枕頭，尤其對有下背痛者很有效，這樣可以讓髖部在中立位置，因此市面上也可販賣膝蓋支撐枕。

側睡需要要保持床墊的平衡與支撐，若床墊太硬，身體的重量會由肩膀與髖部支撐，這樣一來脊椎會被迫改變自然曲線，若床墊太軟也會有相同情形。

正躺：對背部最好的睡姿

正躺對健康有最多好處，正躺可以平均分配體重到全身，這樣可以大幅減少受壓迫的區塊，頭、頸、脊椎也會自然對齊。許多人喜歡在膝蓋下方放一個小枕頭來支撐，這也有助於脊椎維持在自然曲線。在膝下放枕頭有助於使背部平坦，打開發炎神經被壓迫的地方。

平躺時，頭部會朝天花板，不要扭轉頭部，否則會拉到頸部。用枕頭來支撐頭部與頸部，而另一個枕頭支撐膝蓋，其他地方，如下背，由床墊支撐。

趴睡

若你有頸部疼痛，趴睡並非最佳睡姿，但若你有下背痛，趴睡可能是好的選擇。趴睡讓下背維持在一個比較延展的位置，有一個自然的曲線。若感到不適，可以放枕頭在髖部及腰部下方支撐身體中段，這樣有助於改善脊椎位置，如此一來，下背受壓迫的神經可以有更多空間，從而減輕緊繃感。也可以使用較為平坦的枕頭放在頭部下方或完全不使用枕頭。

趴睡以姿勢來說並非最佳，因為頭部通常會轉向一側，這會扭轉脊椎，對頸部、肩膀施加額外壓力。若要面朝下，用小尺寸、較硬的枕頭或毛巾捲墊在額頭，讓你有呼吸的空間。

胎兒型睡姿

若你有椎間盤突出的問題，胎兒型睡姿有助於減輕疼痛，這個睡姿對下背很好，在孕期間也會比較舒適，另一個好處是這個睡姿可以減少打呼，這樣側睡把膝蓋往胸前靠近的姿勢有助於打開脊關節。

你的姿勢應該要放鬆，背部應該偏直，若太用力的捲起來，會讓呼吸受限。若你有關節疼痛或僵硬，太用力捲起來的胎兒型睡姿反而會造成起床時的痠痛。用枕頭支撐頭部與頸部，雙腿之間可以夾枕頭，會更加舒適。

孕期的睡眠

在孕期間，比較推薦的睡姿為側睡，尤其是快接近生產時，這樣可以避免壓迫到往子宮的血流。往左側睡是最理想，這樣腎臟、肝臟比較不受壓迫，也可以避免手部、腳踝與雙腳的水腫。

趴睡在十六到十八週之前可行，但一旦肚子變大、乳房也變得柔軟，這樣趴睡已經會感到不適，有些婦女會使用甜甜圈型的靠枕來調整姿勢。

正躺在第一孕期是安全的睡姿，但是正躺可能造成一些問題，如背痛、呼吸問題、消化系統及痔瘡問題，更重要的是正躺會減少胎兒的血液循環，因此要用楔形枕頭讓血流往胎兒方向流動。

在床上看書或看電視的最佳姿勢

很多人喜歡在看書或看電視的時候躺著，在忙完一整天，最想做的事就是癱在沙發上或床上放鬆，在放鬆時同時注意自己背部姿勢可以避免疼痛發生。

正坐在床上，有良好的支撐，這樣可以讓你長時間看書或追劇都覺得舒適，背要靠在床頭或用有扶手的靠枕支撐背部，這樣可以避免產生頸部與背部疼痛，有助於長時間以舒適的姿勢閱讀。手拿書本或任何裝置應該距離三十公分，手要拿高，不要低頭太多，不然會有低頭族頸部問題。

躺著看書或電視會讓身體的力量傳導到你所躺著的平面上，雖然不太受到地心引力影響，你還是要注意脊椎位置是否正確： 頸部是否對齊肩膀、背部是否與臀部呈一直線，這樣才能均勻的分散脊椎壓力。

仰臥姿勢最受歡迎，但要確保背部是呈一直線，仰臥看書或影片最大的挑戰是怎麼拿書或裝置，才能避免眼睛疲累，直接拿在臉部正上方可以保護頸部與背部，有些人會使用稜鏡眼鏡來避免眼睛或是手臂過勞。若你習慣軟床墊，這可能造成頸部與背部疼痛，你可以用枕頭支撐肩胛到腰椎的區塊，保持背部打直。

側躺看書的姿勢也很常見，這個姿勢有些變化型，因為你可以屈腿或伸直，你可以把上側的腿微彎，這樣可以支撐小腿，這個姿勢可以維持適當的血液循環，而且側躺拿書也比較容易，但是若長時間維持這個姿勢，手會很痠。記得要用比較硬的枕頭支撐頭部，讓肩膀與頭部微微上抬。若你是右撇子，應該往右側躺，用右手拿書，左撇子就往左側，左手拿書。

我不建議使用臥姿看書或看電視，這個姿勢會強迫延展頸部，雙肩會上抬到耳朵位置，手腕跟手肘的位置也不舒服，而且會使骨盆感到不適。趴著看書也會增加腰椎區塊的疼痛，因為脊椎一直是過度彎曲的狀態，而為了把上半身支撐起來，頸部與肩膀肌群也會緊繃。若你喜歡這個姿勢，記得在胸前放個靠墊，下巴也放在枕頭上，還有不要靠書本或是螢幕太近，也不要改變頸部的曲線。

若你喜歡追劇，我建議至少一個小時起身動一動，你可以在廣告時間或是休息時間做一些伸展運動。

寢具

床墊、枕頭、床單及其他寢具都有助於創造出良好的睡眠環境。若你難以入眠，你可以試試看改造一下臥室，也許能讓你更容易入眠，睡眠品質也可以提升。

床墊

好的床墊對有慢性疼痛的患者來說是必需品，雖然通常建議民眾選購較硬的床墊，但若是慢性下背痛患者，可以試試看硬度適中的床墊。身體需要多少的支撐取決於體型的形狀、大小及比例，如髖部較寬者適合較軟的床墊，而髖部較窄者則需較硬的床墊來讓脊椎維持在正確位置。雖然軟床墊看似舒服，但支撐力卻很少，若身體陷下去太深，會讓脊椎的位置跑掉。整體來說，正躺的人需要硬度較高的床墊，而側睡的人則是硬度較低的床墊，由於大多數人在睡覺時會經常變換睡姿，硬度適中的床墊也是很好的選擇。有許多方法可以調整床墊的硬度，你可以用泡棉床墊來增加額外的支撐，或在床墊下方放木板來增加硬度。或你可以購買智慧床墊，可以在睡覺時根據不同姿勢調整支撐。

床墊是否有加熱功能是另一個考量點，尤其是泡棉床墊，躺幾個小時後吸收體溫，會讓你覺得太熱以致於打斷睡眠。許多我的患者說睡這種床墊，醒來時滿身大汗。使用涼感床罩或涼感毯可以解決這個問題。

若你要買新床墊，記得多多試躺才能找到最適合你的床墊，每天睡在床墊上的時間很長，多花一點時間選購能幫助睡眠的床墊是值得的，而且床墊最好每十年換一次。

枕頭

好的枕頭可以讓你的頸部與頭部維持在自然的位置，並幫助支撐脊椎，而且適用於不同姿勢：

- 若你主要是正躺，薄一點的枕頭比較適合，若枕頭太高會讓頸部跟背部的張力太大。記憶枕是很好的選擇，因為硬度足夠也能按照你的頭部與頸部形狀而改變。

- 若你喜歡側睡，高一點的枕頭比較好，為了有良好的支撐，枕頭要能完全填補頸部與床墊之間的間隙。加高枕頭（gusseted pillow）對側睡者較好。
- 趴睡者應該使用薄一點的枕頭，或是不使用枕頭，把頭墊高會讓頸部承受額外壓力，可以靠在額頭的小枕頭比較好的選擇。

枕頭應該十二到十八個月就要換新，以確保提供良好的支撐。

特殊枕頭

護頸枕可以給頸部更多支撐，又稱頸椎枕，可能填補頭部與頸部下方的間隙。這種枕頭在頭部位置有更深的凹陷，為頸部下方提供額外的支撐。

與其用不同枕頭來支撐頭跟膝蓋，你可以試試看長型抱枕，若你是側睡，這種抱枕可以給你良好的支撐。抱枕的上半部可以支撐頭部跟頸部，下半部可以支撐膝蓋與腿，抱枕對孕婦來說是一大福音，因為同時可以給腹部額外支撐。

楔型枕頭在床上可以重現躺椅的角度，對慢性背痛者很友善。

睡眠輔具

有很多小工具跟產品是為了減少干擾，讓你感到舒適與平靜，增加入睡的可能與良好的睡眠品質。上網找一找就可以看到很多令人大開眼界的產品，很明顯地，販售幫助睡眠的小物市場是很廣大的。泰迪熊我就不提了，以下是我的病患跟我提過的一些產品：

- 冰絲涼感或厚重的眼罩
- 耳塞
- 白噪音助眠機
- 全遮光百葉窗跟窗簾
- 涼感床單
- 記憶枕
- 重力被
- 空氣清淨機 / 風扇
- 精油擴香機
- 可調光鬧鐘

使用這些你喜歡的小工具，可以把它們融入到你的睡前儀式。

十五種助眠食物

有些食物能夠助眠，主要因為含有能夠減輕焦慮的營養物質，可以幫助入眠。有一些跟前幾章介紹的「三十種抗發炎食物」一樣，以下說明食物中可以助眠的成分：

1. 杏仁：鎂
2. 香蕉：鎂、鉀、色胺酸
3. 洋甘菊茶：芹菜素，一種促進睡意的抗氧化物質
4. 櫻桃：富含褪黑激素
5. 高油脂的魚類：維生素 D 與 omega-3 脂肪酸可以促進血清素的分泌

6. 蜂蜜：蜂蜜中的葡萄糖會降低大腦中幫助保持清醒的食慾素
7. 奇異果：血清素、抗氧化物質、維生素 C、類胡蘿蔔素
8. 牛奶：色胺酸
9. 燕麥：褪黑激素與複合式碳水化合物
10. 西番蓮茶：芹菜素，可以減輕焦慮，促進睡意的抗氧化物質
11. 南瓜子：色胺酸
12. 地瓜：複合式碳水化合物、鉀
13. 火雞肉：色胺酸
14. 核桃：鎂、褪黑激素、omega-3 脂肪酸
15. 優格：褪黑激素

若你想在晚餐後睡覺前吃點小點心，這些食物都是很好的選擇。可以促進睡眠品質的東西都是對抗發炎的好物。

午睡的樂趣

只要一晚沒睡好就會對身體有負面影響，一晚沒睡，隔天一定非常有感，睡眠是累積的，若慢性背痛連續好幾天影響睡眠，就會變成睡眠不足，這會影響到許多層面，如反應速度、判斷能力、動力、短期記憶及耐心。但你可以藉由「高效能午睡（power nap）」來恢復元氣與放鬆。午睡是可以彌補睡眠不足最有效的辦法。

若你擔心午睡會讓你晚上睡不著，那你一定要試試高效能午睡。所謂的「高效能午睡」就是小睡十五到二十分鐘，睡太久反而會讓你昏昏沈沈，但小睡片刻，可以讓你提振精神。短暫的午睡可以恢復活力與心情，同時保持頭腦清晰。

不要太晚才午睡，這可能會影響到晚上的睡眠。若你習慣早起，最好在下午一點到一點半之間午睡；若你習慣晚起，兩點半到三點比較好。許多文化中都有午睡的習慣，他們早就明白午睡的重要。

雖然乍聽之下覺得有違常理，但有人說，在高效能午睡前喝杯咖啡可以提高工作效率。咖啡需要一段時間才能開始有效，通常是二十分鐘左右，而這是高效能午睡的理想時間。等到咖啡因開始奏效，你醒來後會有兩倍活力，咖啡與午睡雙管齊下，讓你活力充沛。

若你不喜歡這個方法，記得設定鬧鐘，不要睡過頭了。要睡十五到二十分鐘，首先你可能要花五分鐘入睡，所以記得鬧鐘設定二十到二十五分鐘。

若你是在家上班，午睡不是什麼大問題，只要是任何舒適的位置都可以，但不要太舒適以免睡過頭或是賴著不起來，這樣會有反效果。許多企業也開始注意到高效能午睡的重要性，所以在公司裡也有設置午睡區。員工可以小睡片刻，恢復精神後再回到工作崗位。若你公司沒有午睡區，你也可以在車上、辦公室或辦公桌午睡。

下一章將重點討論背痛自救計劃的心理層面。你是樂天派的還是悲觀派的？你的答案跟你如何處理長期疼痛有很大的關係。

第 11 章

策略八：選擇正向思考

有積極正面的心態有助於控制並克服背痛。其實，痛感是很主觀的，改變你對慢性疼痛的想法也會改變身體對疼痛的反應。也許無法阻斷身體上的疼動，但你可以控制自己如何處理疼痛，對自己病情的想法會影響你的感覺與做法，換句話說，若你認為疼痛是負面的，而且覺得自己孤立無援，你的痛感會比用正面心態面對疼痛的感覺要來得強烈。

這種情況完全體現了樂觀與悲觀態度之間的差異：

「我們可見玫瑰叢有尖刺而埋怨，亦可見刺叢中有玫瑰而欣喜。」

—— 亞伯拉罕・林肯（Abraham Lincoln）

「樂觀者看見的是甜甜圈，悲觀者看到的卻是一個洞。」

—— 奧斯卡・王爾德（Oscar Wilde）

「悲觀者於每個機會，只見困難；樂觀者於每個困境，洞察良機。」

—— 溫斯頓・邱吉爾（Winston Churchill）

「取樂觀之心態，則心得安悅。」

—— 達賴喇嘛

悲觀情緒會影響你的感知與記憶能力，擾亂你與環境的互動方式。負能量會減低新神經連結的速度，而正能量可以讓你保持頭腦清晰並提高生產力，因為樂觀態度會刺激神經連接的生長，提振精神及分析思考的能力。另一個重要的好處是，正向思考會刺激血清素（serotonin）的分泌，血清素是大腦中「讓人感覺良好」的神經傳導物質，可以穩定情緒與幸福感。

研究發現，樂觀可以改善整體的健康狀況，選擇正向的態度可以增強免疫系統，對抗憂鬱。更重要的是，正能量是控制壓力的有效工具。如你所知，壓力會導致輕度發炎，加劇疼痛，但反應樂觀時，就能夠更有效地應對日常壓力，減輕身體與心理上的背痛。

神經會將疼痛訊號向上傳送到大腦或從大腦向下傳送，同時也會調節脊髓的敏感度。這樣的訊號傳導決定你的痛感，要是大腦覺得這個疼痛有必要，你的痛感會放大；但要是大腦覺得這個疼痛不是很必要，痛感就會降低。注意力也會影響你的痛感，大多數慢性疼痛是因為神經系統變得敏感，而非身體受傷部位所產生的疼痛。

本章的目的是幫助你識別負面想法，改變觀點並採取有建設性行動，所有這些都有助於你感覺更加良好。我希望你學會觀察那些看似無意識的想法，以及這些想法如何在你沒有意識到的情況下影響情緒。我會示範如何評估自己無意識想法的準確度，這個技巧只能透過注意、打斷及矯正滲透到你思想中的負能量而做到。

你可以學會抑制負面想法並專注於正念。雖然說的比做的容易，但是你可能會想要知道怎樣才能把負面想法變成正面。本章主旨在討論培養每日正念與正能量的能力與技巧，若你可以從負面觀點轉換成正面，這樣更可以接受自己，對周圍的環境也比較不這麼挑惕。當你變得樂觀，就能更有能力好好處理每天的壓力，這樣一來就可以減輕身體上與心理上的背痛。

充實生活

高齡一百歲的瑪麗，充滿活力，她喜歡陪她的孫子跟整理美麗的花園，她很會煮飯，吃的食物也很健康。她還是很喜歡邀請朋友家人一起同樂、一起享用美食。

可是突然間，她發現自己兩處椎骨有壓迫性骨折，很可能是由骨質疏鬆引起。在美國有將近七十五萬人的脊椎骨折是起因於骨質疏鬆的骨質脆化。瑪麗的背痛嚴重到她無法行走或站立，這位原本充滿活力的奶奶必須臥床或使用輪椅長達四個月，像瑪麗這樣原本充滿活力、熱愛活動的人，突然間要限制活動，可以說是十分劇烈的轉變，但她決心一定要能自己再次站起來。

她的醫師給她輔具與藥物治療，但效果不彰，可是瑪麗沒有放棄，她絕不讓自己的身體狀況剝奪她的獨立與愛好，於是她的醫師將她轉介給我。

第一次見面的時候，我對她留下深刻印象，以她的年齡來說，是很了不起的，她沒有其他的健康問題，也通過心臟壓力測試，而且頭腦清晰。許多我八十幾歲的病患，因為健康狀況的關係，動手術對他們來說太危險，但瑪麗完全不同。

我給她做了微創脊椎手術來穩定骨折處，防止進一步塌陷，手術中沒有使用全身麻醉，而是鎮靜麻醉。手術中我們十分小心謹慎，前後只用了二十分鐘。六個月後，瑪麗不再行動不便。她可以用助行器或拐杖起身走路，重點是，她沒有疼痛了。

瑪麗之所以能夠在如此高齡時接受手術是因為她十分照顧自己的健康，她的樂觀與活力也讓她更有恢復力與良好的健康。先不談基因學，瑪麗的正面態度與正確的自我保健讓她可以預防過早衰老、延長充滿活力的歲月，她就是最好的例子。

在手術後她的生活也充滿活力，她於高齡一百零五歲時在家人陪伴之下安詳的仙逝。

正面的心態

正能量不是代表你二十四小時都要感到快樂，這是不可能的，正面的心態並不是要時時刻刻歡欣鼓舞，而是相信自己跟自己的努力會有所回報，這樣的正能量會讓你比較專注在生活中好的一面。我不是說要你對不好的事視而不見，正能量是指在面對生活中的挑戰時，可以透過想辦法在有限的情況中找到最佳辦法或專注在人性好的一面。正能量是指在不如意的情況下，也能用正面積極的態度去面對。以下是正面心態有的特質，而你也可以好好的培養：

樂觀

樂觀主義者認為，事情的結果通常是正面的，他們願意付出努力去冒險，而非認為努力是不會成功的。樂觀是她們看待事情的方式，他們傾向於把失敗或糟糕的經歷視為暫時而非永久的，是來自外部的而非內部的，是明確的而非廣泛的。

接受

正向思考並不能保護你免受現實的影響，正向的人知道事情並不總是如願，但會從錯誤中吸取教訓。

恢復力

面對失望、挫敗、失落、逆境或悲傷時，正向的人會振作起來，而不是屈服或放棄。在極其困難的時候，他們不會否認或壓抑痛苦、悲傷或絕望，而是允許自己體驗痛苦的情緒。

感謝

這是重要的特質，代表你懂得感恩，正向思考的人對任何事情都充滿感謝。

正念

正向的人知道心理的運作機制，他們知道什麼時候開啟這樣的機制，當負能量入侵時，他們會把注意力轉移到正向的那一面。

正直

正向的人不會說謊或只顧自己，能夠看見他人好的一面有助於建立自己的行為原則。

正能量列表

你看到正能量滿滿的人，立刻就能注意到他們，因為正向的態度有許多特質與行為。當你需要提醒自己以正面的態度面對事情時，你可以參考以下列表來提醒自己如何改變態度與行為。

正向的人是：

接受度很大	有決心	正向
適應力強	全心投入	實際
有冒險精神	熱忱	積極
親和	友善健談	務實
和藹可親	忠誠	可靠
友好	有彈性	負責
有抱負	寬容	反應積極
有志氣	友善	自信
勇敢	專注	自主
聰明	慷慨	自我要求
心胸寬大	感恩	獨立

坦率	努力	無私
有愛	有幫助	敏銳
開朗	誠實	誠心
善於溝通	包容	支持鼓勵
有同情心	關心	有同理心
盡責盡任	熱心	考慮周到
體貼	善良	寬宏大量
合作	有上進心	信任他人
有勇氣	思想開放	不做作
好奇	樂觀	不自私

想像你在困境裡的時候，你可以從以上列表中找到的正面態度來面對。

意識到自己的負能量

我們常常在腦中跟自己對話，有的時候這些對話是來檢討做錯了什麼、錯誤在哪跟可能會發生什麼錯誤。負能量的自我對話會讓自己意志消沈，限制自己。自我批評會侵蝕自信，讓你失去希望。悲觀的自我對話會讓你看不見各種機會，相反的，正向的自我對話是支持鼓勵與充滿感恩的，你心中的聲音可以推進你向目標前進。

你的大腦自然傾向於負面思考，它會辨識危險、從危機中學習或抓住任何視為危險的東西，這是生存的本能。我們古代的祖先將面對獵食者的記憶透過基因傳到下一代。因為這個演化的特質，大腦對於負面刺激的反應比正面的要來得快。大腦對負面的事物十分敏感，而且也容易形成負面的想法。

要避免自己陷入負面思考，你必須了解自己的思想模式，如焦慮、憂鬱、自我挫敗的行為問題，可以分解成類似的思考模式，當你有長期疼痛，負面的想法會佔據你的思想，讓你一直想著背痛，「我受不了了」或「我永遠好不了」這樣的想法會加劇疼痛感，阻礙的復原進度。事實上，要是你告訴自己你無法辦到，你真的會開始相信自己辦不到。

為打斷這樣的負面想法，你一定要能意識到自己無意識中產生的負面想法。這些負面想法可能已成習慣，讓你從來沒意識到這件事，而這樣的想法也會引發更多的壓力。

能夠有效減低痛感的方式就是改變這些負面想法。如我之前所述，這些負面想法扭曲了事實，讓你感到挫敗，但是你有能力可以把負能量轉換成正能量，你可以換換思考的角度，試試看新的思考模式。首先，你要意識到自己的想法會改變自己對事情的自然反應。負面思考模式有很多種，接下來要介紹一些負面思考模式跟舉一些負面自我對話的例子。

災難化

你高估了事情可能帶來的後果，只想著最糟的情況。

「我的背痛好嚴重，我知道要動手術，這樣我的生活一定會完全走樣。」

「塞車好煩，我會永遠塞在這了，反正沒有我會議也開得下去，最後我只會被炒魷魚。」

「我忘記繳卡費了，我的信用評分一定會扣分，這樣我的信用卡會被取消，財務狀況會一團糟。」

貶低正向思考

你會低估情況中的正向部分，貶低自己的成就。

「我在時間內做完了，但任何人都可以做得到。」

「我的背不好，雖然我第一次去上水中有氧課，但這也沒什麼了不起，反正去的人都是一些老人。」

「我雖然解決了這個問題，但他們自己也能想出辦法的。」

放大或過濾

你放大了某一件壞事的重要性，而不去想想好的事。

「就算別人稱讚我做的菜又如何，我的網球球友說太鹹了，我最好不要再做同一道菜。」

「我的考績雖然不錯，但有個經理評說我可以再更有熱忱一點，反正我永遠無法達標的。」

「我的背痛嚴重到沒辦法抱我的孫子，真是糟透了。就算我的物理治療師說我脊椎的活動度有增加，但我根本沒感覺。」

個人化

只要發生壞事，就算不是你的責任，也會自動先責怪自己。

「要不是我沒做好，我們這隊就得冠軍了。」

「如果我先警告她，她就不會跟那個渣男交往了。」

「要是我當初沒叫他打高爾夫球，現在他也不會有背痛問題。」

讀心

你毫無根據地認為某人對你反應不好，卻沒有採取任何行動來驗證。

「我老闆在我報告的時候看了手機，他一定是覺得我很無聊。」

「我感覺得到他不在乎我。」

「大家都覺得我對我的背痛問題太誇大，以為我用這個當藉口不做團體報告。」

算命

你在沒什麼根據的情況下就預測未來會發生什麼事。

「試了也沒意義，反正也不會成功。」

「反正沒人會來我的派對，一定會失敗的。」

「背痛只會變得更糟，讓我沒辦法去我期待已久的旅行。」

非黑即白的想法

你認為每件事都是不是好就是壞，非黑即白，沒有中間地帶。若無法做到完美就是失敗。

「我得不到我想要的。」

「做什麼都沒辦法讓我感覺好一點。」

「我做什麼都用得一團糟。」

過度推論

因為單一的負面事件就認為所有事情都是這樣的結果。

「她不想跟我見面喝杯咖啡，根本沒有人想跟我出去。」

「我受挫了，我知道不管我做什麼都沒有辦法恢復到正常狀態了。」

「你總愛拖拖拉拉，我們每次都遲到。」

情緒性推論

你認為情緒就是事實，無法邏輯思考，直接認定負面情緒就等於事件的全貌，若你有這樣的感覺，那一定就是真的。

「我不敢在很多人面前講話，我肯定沒辦法好好地說完敬酒詞。」

「我好焦慮，一定是有壞事要發生了。」

「我好無助，這東西根本沒效。」

「應該」如此

你做任何事都先想著「應該」、「不應該」、「一定」、「必須」。情感上的後果就是內疚。如果你把「應該」投射到別人身上，不如你意時，你就會生氣、沮喪或不滿。

「我應該要升到副總裁了吧！」

「我應該要再更努力一點健身。」

「他應該要多關心我一點。」

貼標籤

這是一種極端的推論，給任何事貼上標籤。

「我是白癡，我不可能記得他的名字。」

「他是魯蛇，他不可能會成功。」

「我是跛腳，這個問題會讓我的人生很悲慘。」

如果你聽到腦海重複播放這些想法，就像這些負面扭曲的例子——幾乎每個人都有過——現在是打破這些負面思考模式，轉向光明的時候了。

ABCD 轉念法

由亞倫・貝克（Aaron T. Beck）創立的認知行為治療（Cognitive Behavior Therapy，簡稱 CBT）強調，負面思考模式會提高導致焦慮及憂鬱的壓力，從而對身心健康產生深遠的影響。心理學家亞伯・艾里斯（Albert Ellis）率先介紹了 ABC(D) 轉念法來幫助克服悲觀想法。這個轉念法包含意識到自我挫敗的思考習慣、以邏輯挑戰負面想法、用更有幫助且實際的想法來取代。ABCD 轉念法有助於練習重整自己的想法，轉為更平衡、實際及有益的思考模式。以下說明如何使用 ABCD 轉念法來重整思路：

A. 前因（促動、觸發事件）

演講

B. 信念（無意識的想法）

「我太緊張了，等一下的演講我一定會搞砸的。」

C. 情緒結果或行為後果

焦慮、自我懷疑、害怕失敗（所產生的情緒與行為）

D. 駁斥（挑戰負面想法）

「這是克服恐懼的大好機會，若我想要升職，我一定要克服，而且我已經花了很多時間在準備跟練習，一定可以的。」

你越練習注意你無意識的想法，就越能辨別哪些需要重整，放慢速度去檢查你的思考模式，你可以轉化負面想法，並選擇那些支持你的正面想法。

我把負面想法及正面想法整理成表格，提供你如何以正面的態度面對事情。你可以用 ABCD 轉念法來扭轉表格裡列的負面想法，來了解正面想法是如何演變來的。很快地，你就會意識到成長其實是來自於意識到跟轉化你的負面想法，這樣一來，你的生活會有非常大的改變。

把負面想法轉化為正面

負面想法	正面想法
我總是搞砸	很多事我都做得很好
我是個失敗的人	我做錯了，但這是很好的學習機會
我要崩潰了	這可能是突破的良機
我沒有別人這麼幸運	好事也會發生在我身上的
我覺得我不會……	我有自信認為……
我應該要表現得更好	我正在努力的改變
要是……	下次……
這是個問題	這是個機會
我不夠聰明	我很聰明而且我可以學習
我擔心我做得不好	我知道我這麼努力一定會成功
我不可能贏	我很努力、進步很多、達成很多成就
這太複雜了	我可以用另一個角度來處理
我擔心我會讓人失望	我非常努力也會盡全力
我不可能做得更好	我會再試一次
人生好難	人生是一場冒險
我吃光了所有的餅乾，我不可能減重成功	我下次會試試看其他的方法
我非得要運動	我能運動

只要你是用負面的態度與自己對話，你就是在支持大腦的既有模式。你的想法、感覺、想像、注意力會改變你的大腦，這個過程稱為神經可塑性（neuroplasticity）。當你陷入負面想法，腦內的神經元之間的連結會強化，這樣的想法就會無意識的產出，又稱負面神經

可塑性（negative neuroplasticity）。好消息是大腦能夠辨識並創造新的連結，在某些情況下，產生新的神經元，又稱正面神經可塑性（positive neuroplasticity）。科學證實，大腦比我們預期中的還要有彈性，而且可以接受心態上劇烈的改變。只要不斷定期的訓練正向思考，以正面的態度做事，就能重整大腦，使其變強。漸漸地，你可以改變自己的自然想法，正向改變你的生活。要重塑大腦思考跟改變回應模式是需要投入努力的。全心投入使用正面思可模式有助於有效處理生活壓力與減輕疼痛。

肯定

肯定自己會讓自己對掌控想法更有信心，這些肯定自己的語句有助於把正能量放在負面想法前面。讓我來舉些例子，我希望你也可以想出可以反映出自己的需求、屬於自己的肯定語句，而且把它們融入到日常生活中。時常去想、去說或把它們寫下來。

我可以而且我也會做到。

我值得生命中美好的事物。我會遵守我對自己的承諾。

我永不放棄，因為我還沒有嘗試過所有方法。

我不會為小事擔心。

我很好而且會變得更好。

我能掌控自己的情緒，而今天我選擇勇敢。

我絕對夠好。

我對每個人都給予尊重與關懷，我也希望他人如此待我。

我能夠做出改變。

不是完美的人生才是美好。

我身處在對的時間、對的地點。

快樂讓我更有成效。

我可以的。

我不要再繼續抓著過去的傷痕，我要為幸福創造更多空間。

我熱愛生活中的義務責任。

我思想開放，能接受他人。

我很感激讓我微笑的任何小事。

好的一天從決定今天是好的一天開始。

勇氣從勇敢面對開始。

現在就是最完美的時刻。

就算覺得自己做不到我還是會去嘗試。

我每天都變得更強。

我選擇我想要的樣子。

所有事情都是暫時的。

完美並不存在。

我已經做好準備了。

讓自己更加正向思考的練習

要把心裡的聲音從自我批評轉化成自我接受、從絕望轉化成充滿希望，有許多方法。把你的心裡想像成一個內部環境，選擇你想共同相處的想法思路，你想要什麼樣的人生呢？你想要支持鼓勵的想法，讓你在面對壓力時不被打倒，你想要選擇能反映出自我目標的道路，放開讓你躊躇不前的既定想法。你有能力做選擇跟擺脫那些自我挫敗的負能量。

第一步就是要意識到自己的想法：

- 一開始先注意到自己的思考、感覺、反應模式，換句話說，要多多注意自己心裡的聲音。
- 當你不斷聽著腦中重複播放的想法，要去辨認生活的哪些層面會出現負面思路，是工作、感情，還是某種狀況？
- 挑戰內心的聲音，理性的評估這些負面想法，提醒自己，這些想法與感受並不一定與事實符合。好好想想這樣的想法到底是事實還是意見，還有這樣的想法到底是有幫助還是有害。
- 看待你的想法時，可以試著退一步，改變自己的觀點，是否太過放大這個煩惱？一週後這件事還會讓我心煩嗎？一年後呢？五年後呢？
- 重整思路，有意識的在負面想法中找到正向的那一面。
- 停下手邊工作好好想一下自己的思路，把負面想法用其他更好的東西取代，若負能量真的太強大了，至少調整到中立的位置。

這樣練習過後，你會知道如何關掉腦中負面的聲音，訓練大腦以冷靜、理性、樂觀的方式來面對挑戰。若你全心投入要改變自己的世界觀，你的生活會更加充實豐富，讓你忘卻自己的疼痛。

強化你的正能量

某些每日儀式可以培養出正能量，提醒自己往目標前進。你可以試試看以下每日的大腦訓練：

- 每天起床時給自己自我肯定的語句，並重複十次
- 專注於當下，現在的這個時刻
- 對於身邊的人及自己擁有的感到滿足感恩
- 把感激之情寫到日誌中
- 對自己良善
- 在任何情況下都不失幽默
- 記得美好的時光，不管是再微小的事，都好好珍惜
- 若你內心的聲音說著你不會跟你好朋友說的話，把這個念頭從心裡趕走，或換個方式思考
- 從失敗與失望中學習教訓
- 收集鼓舞人心的名言，並分享給朋友
- 讓自己身邊多一些正向的人，他們可以作為模範，感染他們的正能量
- 幫助他人，再微不足道的日行一善可以讓你有好心情
- 為自己訂定目標，並記錄進度
- 每天要花一些時間做自己喜愛的事，就算只是五分鐘也可以

我想還有很多事都可以加進這個清單裡，只要是能讓自己感覺良好的都行。任何能夠提振精神的事，都可以帶領你走向正能量的道路。

疼痛與負能量

疼痛感是比實際的痛覺還要更複雜，背痛時間越長久，實際上已經演變成與原本身體問題較不相關，而是與情緒狀態比較相關。慢性疼痛會增添負面想法，這可能會壓垮你的生活品質。若你有疼痛的狀況，則必須更努力的讓自己保持樂觀。若你可以克服疼痛帶來的負能量，你可以更有效地處理疼痛。本章正是教你如何反應，如何改變思路，讓自己對生活有更多的掌控。

疼痛可能造成的想法

慢性背痛帶來的沮喪與疲累之情我無需贅述，這遠超越身體的不適。而且還需要處理失去活力的心理與情緒層面，來與疼痛共處。悲劇化疼痛是慢性疼痛者常見的想法。這樣的負面思考會加重你對疼痛的感知及情緒上的困擾。

慢性疼痛者經常放大疼痛的力量，擔心疼痛會惡化。疼痛就是他們最大的敵人，這樣的放大會造成無助與失控感。他們會懷疑自己是否有能力處理，擔心這個無法忍受的疼痛永遠不會消失。慢性疼痛會改變生活，若患者的行動受限，疼痛似乎將他們的生活縮小了，這樣的失落感會默默地滲入他們的想法中。

心理學家用「反芻思考（rumination）」一詞來形容疼痛患者可能陷入的思考模式。「反芻思考」是指不斷花時間跟精力想著疼痛，佔據所有思緒，沒有空間去想其他事。「反芻思考」專注於症狀，而不去想著如何改變。放大、反芻思考、無助與失落感都會加重心理壓力，而你知道這代表什麼，當感受到更多壓力時，身體的發炎反應會升高，造成更多疼痛。

以下為悲劇化疼痛如何困入患者內心的例子：

放大

「我怕疼痛會惡化。」

「會這麼痛肯定問題很嚴重。」

「跟其他我的疼痛經驗相比，這次最糟。」

無助

「我受不了了。」

「真的好痛，痛到我不知道怎麼辦。」

「我覺得我撐不下去了。」

「我覺得我永遠好不了。」

「什麼事都沒效，任何方法都沒辦法減輕疼痛。」

反芻思考

「我一直想著我有多想擺脫疼痛。」

「疼痛的想法一直佔據我的腦海。」

「腦中只想著真的好痛。」
「我只想著怎麼讓疼痛消失。」
「我一直擔心疼痛是不是永遠無法消失。」

這些話語我從我的患者口中聽過不下數千數萬次，我跟他們解釋，這樣的想法無法幫助病情，負能量只會讓他們覺得更糟。我向他們保證，用不同的角度看待疼痛有助於擺脫疼痛。

在疼痛的負面想法中找到正向的一面

你可以改變面對疼痛的負面心態，就像你可以改變負面思考一樣，只要轉變你的觀點即可。以下表格解說如何把對疼痛的負面想法與影響轉化成實際、有希望、讓自己充滿力量的想法。

負面	正面
我的狀況一定很糟，因為我真的太痛了	背痛的成因也可能不是因為受傷
我試過了所有方法，什麼都沒效	雖然我還沒找到有效解方，但我會學會如何控制疼痛
我做什麼事情都很痛	我寧願雖然很痛但仍要做些事情，也不要什麼都不做但還是很痛。活動身體是有好處的
我真的好痛，我只想要躺著	我要起床照顧好日常生活，只要我知道如何控制疼痛跟好好做背痛自救計劃，我很快會好起來
我沒有足夠的活力去做我想做的事	我可以學著按照自己的步調去達成目標

我受不了這個痛了	不是每天都會發生壞事，未來也會發生好事的
我好累又睡不著，我今天一定撐不過去的	我可以利用時間休息，不管我的睡眠時間多短，我明天還是能正常運作，我可以睡午覺，或隔天晚上好好睡一場
我什麼都做不到	我也許不是每件事都可以做到，但就算有疼痛，我還是可以好好生活，背痛自救計劃會拓展我的眼界
若我去健身房，我的疼痛會惡化	我可以做一些伸展或是緩和運動，我會記錄我的運動項目、強度、時間，了解到自己的極限，不讓疼痛發作
我的生活一團糟	我已比許多人都要幸運，事情本有可能更糟
我覺得我撐不下去了	我不會放棄的，不管發生什麼事，我都不會失去希望

接納與承諾

你知道如何檢視重整自己的思路，但有些想法真的很難改變，有時若硬是要挑戰這樣的想法，反而會覺得更加苦惱。若你想改變這樣的想法，你可以強化它們，越是專注於這些想法，它們越是強大。

由史蒂文·海耶斯（Steven C. Hayes）開創的「接納與承諾療法（Acceptance and Commitment Therapy，簡稱 ACT）」可以有效處理負能量，尤其適合慢性疼痛。認知行為治療專注於挑戰、改變扭曲的想法，而接納與承諾療法專注於意識到及不批評自己的想法。這是從「改變負面想法」轉變為「意識到這僅僅只是一個想法」。使用接納與承諾療法，你可以學會以更廣泛、靈活的方式與自己的思考模式共存。

我們都傾向於認同自己的想法，將它們在腦中放大成事實和真理。若你習慣以這種方式看待你的想法，它們就會控制你，不讓你看見其他選擇。接受與承諾療法的目標是讓你與自己的想法保持一些距離，這樣你就能夠辨認出它們的本質。當你觀察一個想法時，你可以看見它是如何建構你的世界觀，但你也明白是你自己這麼做的。透過這種技巧，你會培養對自己的想法有不同的覺察與關係。你會注意、保持距離並與你的想法感受分離。你會看見它們本來的樣子：一串串的文字，瞬息萬變的感受，而非內心的聲音所說的那樣，是絕對的事實或不可避免的危險。當你停下來、退一步，無論是對想法還是感受，以不批判的態度觀察時，你會讓它們變得中立。

雖然接受與承諾療法著重於願意接受某些痛苦而不加以批判，但最終目標並非僅僅是接受你的處境。其中是確定你的價值觀與人生目標相契合，並投入實現目標。就疼痛而言，接受與承諾療法是關注疼痛本身而非疼痛的來源，其挑戰的關鍵是在面對疼痛時所產生的心理掙扎。

認知距離化

認知距離化，在心理學中稱為認知解離（cognitive defusion），是由亞倫・貝克醫師所開創。透過這種技巧，你與不斷在腦海中湧現的思緒建立了不同的關係。你的大腦自然地對你所經歷的每一件事情都把它們貼上標籤、分類、分析、比較與評估。當大腦把負面評語與直接經驗融為一體，就難以區分兩者，這樣負面想法就會成為你的現實。這些想法本身並非問題所在，而是你把這些想法融合到現實中才造成困擾。

練習認知解離時，你會：

- 與負面想法保持距離
- 觀察你的思想，而非被它們控制
- 了解你的想法並不一定符合現實，這樣你不會對這些想法那麼認真
- 更加你專注於直接經驗，如情感、觀察及感覺

在你與負面想法的新關係中，你不會壓抑浮現在腦海中的想法，但也不會讓它左右你。你可以決定哪些想法有助於解決問題，並朝著你想要的方向前進。你能評斷某個想法是否能讓你充實生活，或者給你造成不必要的痛苦。認知解離讓你脫離思緒的纏繞，專注於直接經驗。

當你認知道想法終究只是想法，可以減少長期思考模式對你的影響，而無需改變這些想法的內容。你可以任由這些想法來來去去。當你面對長期疼痛時，這種技巧讓你把注意力從減輕消除疼痛轉移到全心全意投入生活。

公車上的乘客

若認知解離太過抽象，那麼可以試著做以下經典的練習：

想像人生就像是在開公車，公車上有很多乘客，而你也會停下來載更多乘客，這些乘客就像你腦中的想法、感覺、

信念、感受、記憶跟幻想。而這條道路就是外在的世界、情境跟你所見的人。

有些乘客很良善，但有些愛欺負別人，他們也會直接講出心裡話跟批評你，然後愛碎念教你怎麼開車跟要走哪條路。

那你要怎麼辦呢？你可以請他們安靜或是跟他們吵架，你也能把公車停下來，好好跟他們講道理。但你要是這麼做，就不是在開公車了，而是在處理這個情形，你耗費了所有精力在跟他們吵架，而非做自己原本的工作。有些乘客根本不講道理，而且咄咄逼人，就蠻橫要求照他們的話去做。

你可以嘗試跟惡霸和平相處，你可以妥協，畢竟要對抗惡霸太難了，雖然暫時配合這些惡霸會讓你覺得安全些，但這樣你就偏離了你要去的地方。

你就是這臺公車的司機，也許你無法請他們安靜下來，但他們沒辦法逼你做任何事，你會按照他們的要求還是試著控制情況？還是你仍做好自己的工作，去該去的公車站，前往該去的目的地？

這個故事是讓你想像如何處理內心的聲音，不讓負面思考模式阻礙你想去的方向。

與思緒保持距離的技巧

你可以在任何時候使用認知距離化技巧來處理腦海中來來回回

重複自我破壞的想法，或者專注於某個困擾又自我批評的想法。若你決定專注在一個負面想法上，可以試試以下步驟：

- 想一下你對自己的負面想法。
- 縮短成一個簡短的語句，如「我是白癡」、「我是魯蛇」、「沒人喜歡我」。
- 專注於那個語句一兩分鐘，這會產生與這個語句融合的感覺。
- 接下來，你可以將那個令人困擾的自我評價作為練習解離技巧的目標。

要擺脫自我挫敗的想法，試試以下的技巧：

「我注意到……」

在這個負面想法前加上其他詞語，「我注意到我現在有這樣的想法……」或簡單的「我有這樣的想法……」。例如，「我注意到我有這樣的想法，認為疼痛永遠不會消失。」

藉由在負面想法之前加上「我注意到」，你會改變與這個想法的關係，你會讓自己與這個想法分開，不會把這個沒有幫助的批評話語融合到自己的現實中。

給負面想法取個名字

你可以給常見的負面想法取名，例如：「我注意到我又在想『我不行』了」或「『我受不了了』又來了」。這樣一來，你可以把自己與那個負面想法隔開。

「謝謝囉，我的內心」

有了這項技巧，你不會把負面想法想得太認真。當你有些沒有幫助的想法時，用嘲諷的方式感謝你的內心。「謝謝提出這麼棒的想法⋯⋯」或「謝謝告訴我⋯⋯」或「謝囉⋯⋯」。你的腦內劇場裡的語調是輕蔑的，重點是為了改變你跟那個想法的關係。

重複這個想法

例如你重複以慢動作、搞笑的聲音在腦海中吶喊著「你～這～個～笨～蛋～」，或把這個想法唱出來，唱到對你沒有意義了，只剩旋律。這樣，這個想法是不是已經對你失去效力了呢？是不是覺得這個想法比以前好一點呢？

彈出式思緒

想像你那些沒幫助的想法像是網路上彈出式的廣告，然後想像一個一個關掉。

正念觀察

以開放、接納與好奇的態度注意你的想法，而不試著控制或管理它們。在接下來關於正念冥想的章節，會進一步說明這個練習。

希望你讀了這個章節後心情好多了，理解自己是有辦法控制想法，會令人感到解放，本章介紹了許多方法來重整負面想法，以及把自己與會加劇疼痛的負面想法隔開，同時，你也學會如何把自己與疼痛心理分開。下一章會介紹有助於平靜身心的正念與冥想。

第 12 章

策略九：冥想

冥想把正念（mindfulness）提高到新的層次。前一章說明了認知行為治療與接納與承諾療法，兩者都能幫助處理內心的聲音。第一個技巧的目標是觀察並用正面的想法取代負面的想法，而第二個技巧是觀察並承諾接受更現實的自我對話。正念冥想是喬・卡巴金（Jon Kabat-Zinn）的「正念減壓療法」其中一部分，意指有意識地覺察與全心投入活在當下。

冥想時，專注於你的想法、感受、感覺及情緒，不帶有評斷或批評的態度。正念就是觀察當下，不被困在過去或擔憂未來，其目標並非要讓你的腦袋空白，也不是要達到超脫肉體的體驗。你不用改變或脫離你的想法，而是以完全的自覺意識專注於當下，注意你的心思。你會在過去和未來之間的那一刻，變得清醒，活在當下。冥想就像是大腦的運動，有助於平衡過去、現在及未來的思緒。

冥想的力量

阿瓊是一名國際創業家，他每次都搭頭等艙，在飛機上他會吃頭等艙的飛機餐、看電影、喝免費飲料。阿瓊一天抽一包菸，身高一百八十公分，體重一百一十一公斤，身體質量指數（BMI）為三十四，明顯過胖。阿瓊的企業集團陷入財務危機，因此他面臨相當大的壓力。

我們在多倫多的會議上見過面後，阿瓊因頸部疼痛到紐約來找我看診，核磁共振影像結果顯示在 C6-C7 椎骨左側有椎間盤突出。他想到要動手術就開始恐慌，他不能不工作，他需要全神貫注在自己的國際企業。

我向他介紹了背痛自救計劃，為了讓脊椎的神經鎮靜下來，我請他要避免彎腰、提重、扭腰及拉伸這些動作，晚上他服用加巴噴丁以紓緩神經跟疼痛，早上服用消炎藥。我立刻安排他在紐約的這段期間做物理治療。一週後，阿瓊感覺好多了，頸部疼痛也減輕了。

我鼓勵他每天多走路，他為自己設定一年要減重二十二公斤，一週〇．四公斤感覺不難達成。

阿瓊說：「這我很簡單就能辦到。」

首先，他先戒掉喝酒精飲料，久而久之，他工作辛苦一整天後也不需要喝一杯了，他想紓壓時，就會做冥想，這對減重也十分有幫助。在這一年中，他也戒菸了，他下定決心要維持健康，如果他想要好好經營自己的企業，首先他必須要有健康的身體。

阿瓊很快地就接受背痛自救計劃裡的策略來調整姿勢、做腹式呼吸、活動並強化脊椎。他每天都做冥想，而且在冥想時都能做出突破。有一天他突然有個想法：「我的孩子才是我的孩子，但我的企業不是。」此後，阿瓊開始重組企業，出售或關閉那些無法提供市場流動的業務。他定期與印度最傑出的商業領袖會面，擴大人脈。

隨著他的企業重回正軌，阿瓊很快地就感覺良好而且更輕鬆快樂。減重成功後，他請了一位跑步教練，決心為參加馬拉松訓練。雖然我通常不建議有背部問題的患者參加高強度有氧運動，但阿瓊的問題在於頸部，所以較無影響。我見過許多有頸部問題的患者，在跑步時感覺更好。一年後，阿瓊體重輕盈，身體健康，沒有疼痛。他身材精瘦，體重只有七十七公斤，BMI 指數為二十四。

現在他在頭等艙會喝四百七十毫升裝的瓶裝水、吃堅果及健康的小點心，他每小時也會起身動一動。為調整時差及獲得所需的良好睡眠，阿瓊使用柔軟的矽膠耳塞及立體眼罩輔助睡眠。在飛行中，他可以躺平入睡，並掛上請勿打擾的吊牌。

憑藉夢想、勇氣、決心及自律來改變生活，阿瓊取得出色的成果，現在他的全球企業十分成功。

冥想能帶來意想不到的好處

正念冥想的研究發現了意想不到的好處。研究顯示，定期練習冥想可以降低血壓、心跳及腦部活動。還記得「神經可塑性」嗎？腦部影像研究顯示，冥想可以實際改變與記憶、自我感知與腦部活動相關的區塊。其他研究則延伸到冥想對大腦負責專注力、身體意識、記憶、情緒調節及溝通領域的影響。

最近的幾項研究顯示，冥想可以改變你的基因。具體而言，冥想可以降低會引起發炎基因的強度。這些基因的強度降低可以加快從壓力中恢復的速度。一項由哈佛醫學院於二〇一七年的研究發現，每天冥想十五分鐘，連續八週，可以改變一百七十二個控制發炎、晝夜節律及處理糖分的基因，而這些基因在慢性疼痛中扮演要角。冥想減輕認知壓力及壓力引起的身體反應，並增加正向的心理態度。

冥想也可以抗老化。哈佛科學家檢測了一組受試對象在開始冥想後的細胞衰老指標，他們測量了端粒（位於細胞染色體末端的保護性蛋白結構），也觀察了端粒酶（一種有助於保護和延長染色體結構的酶）。發現隨著年齡增長，慢性壓力會導致染色體中的蛋白帽解開，造成染色體變短及細胞老化。端粒帽結構越長，細胞就能夠更多次地再生，這樣一來，就可以延長壽命。

此外，端粒長度與免疫系統及心血管系統的運作狀況有關，端粒較短的細胞容易死亡且更容易罹患疾病，但冥想可以減輕壓力對端粒的影響，防止它們解開。科學證實冥想有助於維持細胞更加健康與年輕，這會增強你整體的健康度。

發炎壓力

四十歲的約翰是一名高階主管，長期感到胸椎僵硬，下背的問題比較不這麼嚴重，約翰的工作有點誇張，他一週工作六十小時，工作壓力大到無法好好吃飯，沒有時間運動，晚上也是翻來覆去徹夜難眠。

他最主要是想解決僵硬問題，他無法彎腰，做任何動作都像個木偶士兵，他的頸部、背部、下背部都無法動彈。

X 光影像顯示，承受重力的椎骨前側看起來像彎曲的大橋。風濕專科醫師根據他的 X 光檢查診斷他患有僵直性脊椎炎。約翰的病情相當嚴重，椎骨之間已經融合。僵直性脊椎炎是一種通常在早期成年時期開始的發炎性疾病。這會導致脊椎的活動度減少。僵直性脊椎炎患者胸椎會越來越後凸，代表會有很誇張的往前圓背跟駝背。血液檢測顯示他的 C- 反應蛋白（一種發炎指標）數值高達十。

約翰想要開始處理這個問題，不想讓它再惡化。於是他來找我看診，在我們討論病情時，我建議他把這個問題當作是一個改善整體健康的一個轉機。

他知道要好好照顧自己，否則情況會更嚴重。若他還想繼續工作，就一定得做出改變。他不管多忙，每天都會騰出一些時間來做運動。他建立更好的睡前習慣，放鬆心情，不再煩惱當天發生的事情或明天將會發生的事情，正念冥想幫助他平靜下來，不對每個微小的煩惱反應過度。

兩年後，約翰覺得自己好多了，我訓練他強化核心肌群，他開始使用背痛自救計劃的第一組健身菜單：骨盆傾斜運動、抱膝運動、貓牛式、橋式、毛巾腿後伸展、眼鏡蛇式。幾個月後，他換做第二組：牆角伸展運動、側躺抬腿、平板支撐、仰臥軀幹旋轉、鳥狗式、嬰兒式。

約翰開始練習溫和、漸進的瑜珈，但不超出自己的舒適範圍。他柔軟度越來越好，他有更多活力，也更加放鬆。現在他頸部、背部、骨盆、髖部、膝蓋、腳踝、雙腳的活動度都改善了。他跟我說甚至是眼睛的活動度也變好了。他說要是他感到有點負面，眼睛會看地上，但要是很開心時，則是目光有神，活力滿滿。他說他要繼續保持下去。

冥想與背痛

我建議每天都可以做簡短的冥想，這對減輕背痛絕對有很大的幫助。冥想在大腦中會有強大、止痛的效果。一項發表在《神經科學期刊》上的研究發現，冥想的受試者疼痛強度減少約百分之四十，疼痛不快感減少約百分之五十七。冥想對減輕疼痛比嗎啡或其他止痛藥效果更好，而通常止痛藥只能減少百分之二十五的疼痛。

腦部的影像研究顯示，正念冥想可以紓緩引起疼痛的腦部模式。漸漸地，這些變化改變了大腦本身的結構。這樣一來，你感受到的疼痛強度會與以前大不相同。核磁共振影像證實，患有慢性疼痛的人大腦中有更多處理疼痛意識感覺的組織。就好像疼痛的強度被調到最大，而大腦無法將其降低。正念冥想讓你能夠控制心中感受到的疼痛強度。位於西雅圖的衛生健康研究機構（Group Health Research Institute）在《美國醫學協會期刊》上發表一項研究，發現冥想可以讓有慢性疼痛的受試者在日常活動中（如行走、上下樓梯及站立）的能力提高百分之六十。

冥想之所以有助於緩解疼痛是因為可以把注意力從疼痛上轉移

開來。重點是意識到身體的感覺、想法及情緒，而非試著改變它們。冥想時，你的肌肉張力與心跳會下降，呼吸會變緩變深。冥想的放鬆效果有助於緩解背部肌群的緊繃。

正念冥想提高你對當下的注意力，同時接納當下的經驗，有意識地控制批判的想法。正念有助於在自己與反應之間留出一些空間，而這種距離可以打破你對疼痛的反射性反應。

冥想的目標並非要你思想安靜，也不是要達到內心平靜的狀態，目標只是單純地專注在當下時刻，不帶任何批判。當你在冥想時注意到批判出現時，就讓它們過去。注意到後，就讓它們過去，再回到專注當下的狀態。也許你的心思可能會被帶走去其他方向，而正念冥想就是一遍又一遍地回到當下的練習。切勿批判任何想法，只要意識到你的思想已經偏離，輕輕地將它帶回正軌即可，這聽起來好像很簡單，但實際上並不是那麼容易的，長久的練習是必要的。

基礎的正念冥想

這種簡單的冥想專注於呼吸，因為身體無時無刻在呼吸，你可以把它當成當下時刻的錨點。冥想時，你可能會發現自己被捲入思想、情緒、聲音當中。不管心思去了哪裡，只需要回到下一個呼吸。

你不必做好幾個小時的冥想，才能從正念冥想中獲益。若你是初學者，每天目標做五到十分鐘。若真的坐不住，覺得太難了，至少嘗試一分鐘。一分鐘成功後，就可以把冥想時間拉長到兩分鐘，甚至更長，只要你感到舒適的時間長度即可。重點是開始嘗試。冥想的時間會逐漸增加，找到適合自己的時間，並且每天都做。許多研究顯示，每天做正念冥想十五到二十分鐘的效果最為豐碩，但只做五到十分鐘你也能夠感受到自己的改變。為獲最佳成效，建議每天冥想二十分鐘。

開始冥想前，你可以設定鬧鐘或計時器，這樣就不會一直想還要多久，不去想這個問題也能幫助你專注當下。

如何冥想

首先，你要找一個安靜不受打擾的地方，在冥想前不要喝含咖啡因的飲料，因為你不想要在放鬆時，有這麼多刺激物質，也不要在剛吃飽的時候做，不然可能會睡著。

- 在安靜的空間，坐在舒服的軟墊或椅子上，雙手放在大腿上，眼睛閉上。
- 維持身體穩定，好像陷進去椅子裡。
- 做兩到三個深呼吸，注意到自己慢慢平靜下來。
- 開始正常呼吸，感受空氣進入鼻子、喉嚨、進入肺部，感受肚子隆起與下沈。
- 專注於呼吸，你可以想著「吸氣」跟「吐氣」。
- 當有想法或情緒出現的時候，觀察是否會像電影場景一樣出現後又消失。
- 若你因為某個想法而分心了，把注意力從這個想法上轉移到呼吸上，有些人為保持專注也會數做了幾個呼吸。
- 若思緒被帶走了或被某個想法佔據，也不要批評責怪自己，就把注意力轉回呼吸上就好。
- 在準備結束冥想前，把注意力拉回你的身體跟你所在的空間，慢慢的從椅子上起身。

- 張開眼睛，做個伸展。

正念冥想的困難之處

要靜心專注不是想像中的那樣容易，很多東西都會干擾冥想，以下我會說明哪些可能會對練習造成影響，這樣你在練習時就能注意到：

靜不下心：坐著不動可能對你來說很困難，而冥想感覺有點無聊，如果是這樣，你可以試著專注在某一個特定的感受，例如吐氣，你可以控制吐氣時間比吸氣要久。但不要太勉強自己，讓自己維持在當下時刻即可。

自我批判：剛開始練習冥想時，一定會經歷自我懷疑的階段，例如「我一定做錯了」或「我永遠無法做好冥想」，這些都十分常見。不要去評斷什麼是好的冥想、壞的冥想，或是批判自己是否有達成目標，切記：每個人都有清晰、冷靜及正念的能力。

犯睏：許多人在冥想的時候變得想睡，若你覺得自己昏沈沈的，可以試試以下技巧。坐正或張開眼睛。與其專注於呼吸，可以先試著轉移注意力到聲音上。

疼痛：不管是背痛還是腳痛，注意疼痛並接受它。認清疼痛確實存在的事實，但可以選擇是否專注在疼痛上，注意到疼痛後，暫停下來，接著再回到當下時刻。

恐懼：恐慌跟恐懼在冥想時可能會出現，若真的出現了，將注意力轉移到身體以外的事物，如吸氣吐氣的聲音，切記不要更加專注在可能造成情緒波動的反應上，若情況加劇，張開眼睛休息一下。

迷你冥想

快速的冥想可以讓你從崩潰或突然的情緒上平靜下來，只要一分鐘的正念冥想就可以改變你的注意力，迷你冥想可以在任何地點、任何需要平靜心靈的時刻做。使用這項技巧可以讓你不受每日壓力的影響。

疼痛發作時：

- 暫停一下，不要一下子就對疼痛有反應。
- 觀察當下身心、思想、情緒、感受的狀況。
- 專注於呼吸、吸氣吐氣、肚子隆起及下沉的動作。
- 讓你的感知擴大到身心。
- 以正念決定下一步怎麼做，而不是直覺反應。

壓力大時：

- 停下手邊工作，注意身體對壓力的反應，你是否緊握拳頭？你是否咬緊牙關？你是否呼吸急促？你是否心跳加速？意識到自己身體對壓力的反應。
- 將這些反應視為該放鬆的象徵。
- 僅僅只是注意到自己壓力大，就能讓你了解到你該怎麼去處理壓力。

焦慮時：

開始有焦慮想法時，你有大概九十秒的時間處理，不然就會演變成壓力反應，而壓力反應則需更多時間才能讓身心平靜下來。以正念技巧來消彌焦慮是最短的捷徑。

若壓力越來越大，想像手心有一個「清除按鈕」，用食指按壓這個按鈕，一邊想像這是可以平靜壓力反應的訊號，一邊深呼吸慢慢數到三，第三次吐氣時，放開焦慮的想法，回到當下時刻，若是一次沒有效果，可以是兩到三次，或是直到有效為止。

走路冥想

你不需要坐著不動才能冥想，走路冥想也是正念冥想的其中一種，尤其是當你沒辦法坐著不動或是你想換換方式也行。這種活動式的冥想讓身體可以從坐姿起身活動一下，若坐姿冥想會讓你感到不適，你可以試試看走路冥想。

專注於感受呼吸可能並不是每個人都可以感受到效果，有時光是感受呼吸可能還是無法令你專心，這時，你在走路時就可以專注在腳底板，感受在路面行走這種更加具體的反饋。

走路冥想正如其名，以走路的步伐為基礎，你必須要慢慢走，不然就跟平常的走路一樣了。練習走路冥想讓你有機會來紓緩緊繃、痠痛感，或是被壓倒、不踏實的感覺。走路冥想時，把注意力放在腳上而非思考上，用具體的方式把思想跟感受分開，去意識到身體活動的感覺。

建議至少連續一週每天做十分鐘。冥想練習越頻繁，正念就會隨之增加。

- 走路冥想可以在室內或室外做，你可以繞圈走、前後來回或是走一直線，在室內做也許是很好的選擇，因為你可以直接專注在正念上，也比較不容易受周圍環境分散注意力。若是在公共場合做，切記不要干擾到他人。
- 找一個可以前後走動的地點，大概十到十五步，或是可以繞圈走的地方。你並沒有要走去任何一個特定地點，所以來回走的空間也不需要很大，若你是在室外，就不用一定要來回走。在室外練習時，要小心路況，要找個車流量小的地方，因為緩慢正式的走路步態在旁人眼裡可能看起來很奇怪，不知道你在做什麼。
- 先做幾個深呼吸，讓身體牢牢地站在地面上，把注意力放在身體上，切記雙腳要穩定踏實地面，注意身體、思想、情緒的感受。
- 在你選定的空間中，走十到十五步，注意雙腳雙腿的動作，走路時不要像機器人一樣或是太過僵硬，保持身體直挺，走十到十五步後暫停下來，呼吸一下，按照你舒適的頻率。
- 若在室內，來回走，跟著你走過的步伐，也可以不用折返，一直往前走。
- 若你是來回走，就到一個地點後折返。
- 走路冥想是有意識地思考你通常自動完成的一系列動作。
- 在心中細分你的步驟可能會聽起來有些奇怪，但這樣可以訓練你注意每一步的四個基本部分：

  1. 將腳後跟抬離地面。

2. 觀察你的後腳在向前擺動及放下的過程。
3. 觀察你的後腳與地面接觸，腳後跟先著地。
4. 感受身體前進時轉移到腳上的重量。

- 你想走多快多慢都行，建議是以小步伐慢慢走，這樣的動作較為自然不誇張。
- 手臂可以放在兩側，或者把它們揹在後面或在前面緊握。
- 走路時，專注於一個或多個通常被忽視的感受：雙腳雙腿的動作、與地面接觸的感覺、吸氣吐氣的頻率、周圍的聲響或由身體活動發出的聲音，或者眼睛專注前方時所感受到的事物。
- 分心是在所難免，幫你注意到自己分心時，把注意力轉回任一個身體的感受即可。

雖然一開始你可能覺得走路冥想有點奇怪，但你會慢慢喜歡上它，在走路或跑步時，帶著正念一起，漸漸地，你能對任何日常活動帶來相同程度的感知，目標是要在生活中的每一刻都保持當下與覺察。

漸進式肌肉放鬆

漸進式肌肉放鬆的目標是注意身體在緊張與放鬆狀態之間的差異。這項技巧是透過釋放頸部、肩膀及腰背部的緊張，來緩解疼痛。就像認知療法給你心理觀察的工具一樣，這項技巧提供一種觀察身體狀態的方式。練習後，你可以學會辨別身體的緊張狀態。漸進式肌肉放鬆並不需要投入大量時間，每天三次五分鐘的放鬆練習，在短短三週內就能看見效果。

在溫暖的環境中練習較為理想，因為在涼爽的環境中肌肉不容易放鬆，最好在吃飯前練習，這樣血液才不會集中在消化上。

初次練習時，你可以躺在地板上，這樣肌肉可以得到完全的支撐。讓手臂和雙腿自然地轉向外側。把手放在腹部或身體兩側。確保自己在舒適的狀態。你可以用小枕頭墊在頸部或膝蓋下方。漸漸地，你可以在坐姿或站姿做肌肉放鬆。

漸進式肌肉放鬆主要包含十六個肌群，首先專注於雙手和手臂，從你的慣用手開始。接下來到臉部、頸部、身體，然後再到雙腳。第一步是收縮一個肌群，使其張力變大，然後一次釋放所有張力，這樣會產生一種動力，使肌肉更深層地放鬆。收縮多緊，放鬆時就有多鬆，就像來回的鐘擺一樣。因為這種動力，你可以感受到更深層的放鬆。若任何區塊在緊縮時感到不適，不要勉強直接往下一個區塊前進。

這項技巧十分單純，只有幾個步驟：

- 先深吸一口氣屏住呼吸，然後再緊收一個肌群。
- 專注感受這些肌群。
- 肌肉張力越大越好，然後維持五秒鐘。
- 感受一下這種張力，
- 接著一次全部放鬆。
- 這些肌群會感到舒適，接著慢慢呼吸三十秒。
- 換邊重複同樣的步驟，然後再往下一個肌群前進。

以下表格描述如何收縮身體不同區塊的肌群。

肌群	如何收縮
右手與右前臂	用力握拳，上手臂放鬆
右上臂	將手肘下壓在地板上或椅子上
左手與左前臂	與右手與右前臂相同
左上臂	與右上臂相同
額頭	將眉毛抬起越高越好
臉頰上半部與鼻子	皺起鼻子，瞇起眼睛
臉頰下半部	用力咬緊下顎，瞇起眼睛笑
頸部	把下巴上抬後下壓
胸肌、肩膀、上背	深呼吸，把肩胛收緊
腹部	把腹肌往外推後再收緊
右大腿	收緊大腿前側與腿後，把腳跟實踩在地板
右小腿	右腳指尖朝前，勾起腳背讓指尖朝膝蓋方向
右腳	指尖朝前，勾起腳背，彎曲腳趾
左大腿	與右大腿相同
左小腿	與右小腿相同
左腳	與右腳相同

若有哪個部位特別需要放鬆，你可以專注這個部位，例如：

- 若你的頸部、肩膀緊繃或疼痛，你可以把肩膀提高到耳朵的位置然後放鬆，來減輕張力。
- 若腹肌緊繃，讓核心感到緊張，你可以更加收緊這些肌肉，將下背壓向椅子或地板，若你是站著，可以把骨盆向前傾，放鬆腹肌。
- 若你呼吸短淺，把肩膀往後收，打開胸部，深呼吸。
- 若你緊咬牙關或皺眉，可以專注於臉部動作。

每個人身體緊繃的地方都不一樣。做完整套放鬆，讓你能夠感受到問題區塊的放鬆程度。這就是訓練自己消除身體緊張的方法。當肌肉張力釋放了，就不會再向大腦發送壓力訊號，從而減弱或消除身體的壓力反應及疼痛感受。

身體掃描冥想

學會漸進式肌肉放鬆後，你能夠對身體的緊張程度進行抽查。身體掃描是漸進式肌肉放鬆的快速版。每天意識到自己身體哪裡緊張，有助於打破身心緊張的惡性循環，這樣一來也有助於降低發炎，促進良好睡眠。

你可以在感到壓力時或任何時刻，做簡單的掃描練習。步驟如下：

- 以舒適的姿勢坐下或躺下，有些人喜歡在睡前做。
- 做幾次深層腹式呼吸。
- 把注意力放在雙腳，感受一下，若有感到疼痛，認清疼痛的事實與其伴隨的想法及情緒，透過呼吸把它處理掉。
- 若你注意到任何不適感，專注於這個感受，深呼吸並觀察身體會有何反應，想像緊繃感隨著呼吸遠離，蒸發到空氣中，然後再接著移到下個區塊。
- 以從腳到頭的順序開始掃描身體部位，只要注意到壓力、緊繃、疼痛就用呼吸處理。
- 這有助於釋放張力，讓你能夠辨別身體哪些部位有壓力存在。

你可以簡化這種冥想，坐下來注意身體特定的緊張位置，而不是逐個部位移動。學會以這種方式釋放肌肉緊張有助於管理疼痛。

我特意選了直接又簡單的冥想方式，讓你開始冥想。如果你在冥想時難以安坐，或想進一步提升練習，可以試試引導式冥想。你可以下載許多不同的冥想應用程式，輔助你並加深冥想體驗。我出版了《Lift：促進背部健康的冥想》的 CD 有聲書，內容是一系列的冥想，可在音樂行及書店購得。若你想試聽，可以到 DrKen.us 網站來下載試聽版本。

你現在已經了解了背痛自救計劃的九項策略，我知道訊息量很大，你可能會有點不知道怎麼把所有事情都融入到生活中，但不要讓心裡負面的聲音阻止你想改變的心情。下一章我會介紹兩種每日活動計劃，讓你更清楚如何執行。

第 13 章

背痛自救計劃：整合所有方法

你每天都可以好好照顧自己的脊椎，在本章節中，我會將資訊整合起來。你可能會覺得要把所有策略融入到每日生活有點困難，但以下我會示範如何將背痛自救計劃輕鬆融入日常之中。重點是要讓這些活動變成習慣，甚至像儀式一樣。當然，有時候會有些突發狀況，打亂你的計劃，但是通常被打亂的時間只是一個上午、下午、傍晚或一天的時間而已，接下來就把沒有做完的地方好好做完即可。

我製作了兩種計劃：給早起鳥兒及夜貓子。背痛自救計劃也把你的生理時鐘列入考慮，讓你可以更容易的開始，我有建議一天要做幾次，但你也可以依照自己的狀況調整。

早起鳥兒在剛睡醒時最有活力，也準備好一天的能量，因為早起的關係，在一天正式開始之前，有許多時間可以利用。但早起的人通常到下午跟晚餐前就會感到疲累，一天結束後，可能在晚上的某個時間就無法再繼續保持清醒，一定得上床睡覺。

夜貓子喜歡熬夜，早起幾乎是天方夜譚，上班前或出門前幾乎沒有額外的時間，早上出門前必須動作迅速就跟消防演習一樣，但他們在下午的時候精神會變得很好。要能夠睡足七到八小時對他們來說並不容易，尤其是早上有固定上班時間的人，他們必須強逼自己早點睡才能有充足睡眠。

若一整天的計劃讓你覺得太困難，你可能想找個簡單的方式開始，其一策略是找到你的動力，因為這會啟動你的需求，例如，你經常久坐不動，需要多活動一下，也許你長期睡眠不足，急需做點什麼來改善睡眠品質。或是你知道自己對垃圾食物情有獨鍾，需要戒掉這個習慣，調整飲食。你的負面情緒讓你心情低落，可能一整天都處在壓力大的情況下，那正向思考與冥想就可以幫助你提振精神，平靜心靈。若你受慢性背痛所苦，做伸展運動或漸進式肌肉放鬆都能有效改善。

重點是下決心做出改變。只要你試著做一兩個策略，融入到生活中，你就能感受到改變，而且變得更有動力。若其中一項策略似乎沒有達到你預期的效果，你就試試看其他的，看哪個最有效。一旦成為習慣，就開始加入另一個。

或你也可以直接開始做整合式的計劃，其實真的沒有想像中的那麼困難。你不需要花大把時間在健身房或坐著冥想，大概五十分鐘多一點點，而且不需要連續的五十分鐘，可以在一天裡分成很多段，就可以做完訓練內容。

照顧好你的背可以讓你充滿活力，減輕疼痛，並且讓身心健康都大幅提升。

早起鳥兒・早起的人

起床後的例行公事

六點

每天在同一時間醒來。

練習正能量：想想今天會完成的事以及想要達成的事，而不要為此感到焦慮。（兩分鐘）

伸展：起床後做一些伸展來開啟一天，你可以選三到四個伸展運動，來紓緩你覺得緊繃或痠痛的位置。（參見第 145 至 163 頁）（三分鐘）

背痛自救計劃：開始做健身計劃第一組裡的六個運動，這樣可以讓你充滿活力。（參見第 178 至 194 頁）（十到二十分鐘）

一天正式開始前

六點半：喝水、吃營養補充品

保持水分充足：目標是一天喝八杯兩百四十毫升的水，為達成目標，讓喝水變成習慣，每隔一小時就喝一杯。

健康的早餐：早起讓你有更多時間為自己準備營養滿點的早餐來開啟一天，也讓自己有多一點時間。

七點：有氧運動

在出門上班或送孩子上學前，出門散步、騎腳踏車、游泳、做瑜珈或皮拉提斯都可以。（十到三十分鐘，取決於你有多少時間。）

沖澡換裝。

九點到五點

每小時起身兩次活動一下身體：不管你的坐在辦公桌前、做家事、開車送貨還是辦點事情，切記要是好幾個小時坐著不動對你的背部跟整體健康都有會不良的影響。

早上十點半：隨時隨地做伸展

暖身一下，選三到四個運動來放鬆一下。（參見第 145 至 163 頁）（兩分鐘）

健康點心：提神小點心能延緩飢餓感，保持能量穩定。

中午

矯正姿勢伸展：評估一下你的坐姿跟站姿，看看你是手哪裡姿勢不正確，或感受一下身體哪裡特別僵硬。你可以選三到四個伸展運動，來紓緩緊繃的肌肉。（參見第 99 至 105 頁）（三分鐘）

健康午餐。

有氧運動：在飯前或飯後起身走一走，散散步。（參見第 138 至 139 頁）（十分鐘）

起身動一動：避免長時間久坐，每半小時起身動一動。

下午三點

深呼吸：在這個時候，你的活力可能開始下降或注意力無法集中，腹式呼吸能讓你恢復狀態。（兩分鐘）

健康點心：要晚餐還有一段時間，這個時間吃個小點心就不會在飯前想吃東西。

五點到五點半：準備下班

矯正姿勢伸展：選三到四個運動來放鬆身體的緊繃感。（參見第 99 至 105 頁）（兩分鐘）

五點半到六點：下班／晚餐前

冥想：到此刻你已維持清醒超過十二小時，在傍晚開始前好好的調整自己的狀態。（一開始先從兩分鐘為目標，逐漸增加到二十分鐘）

晚餐

盡量在睡前至少三小時前吃晚餐。

九點半到十點：準備睡覺

放空一下：你可以看本雜誌或看書、聽個音樂、泡個澡或做任何你的喜歡的事。

每天同一時間上床睡覺：每天都要有七到八小時的良好睡眠。

練習正向思考：想一些當天發生的好事或是當天達成的目標。若當天過的不盡人意，那至少用正面的態度來看待出了什麼問題。這樣下次你會做得更好，同時也想想生活中美好的事。（三分鐘）

深**層平靜呼吸：**這有助於放鬆身心，放開一天的壓力。（兩分鐘）

夜貓子・熬夜的人

起床後的例行公事

八點

每天在同一時間醒來。因為你可能喜歡賴床，所以在一天開始前的時間可能很少。

矯正姿勢伸展：起床後立刻做些伸展運動，讓身體消除僵硬，讓自己更有活力。你可以選三到四個伸展運動，來紓緩你覺得緊繃或痠痛的位置。（參見第 145 至 163 頁）（三分鐘）

深呼吸：做腹式呼吸讓身體更有活力。（兩分鐘）

一天正式開始前

沖澡換裝：整裝好準備面對一天的開始。在前一晚就決定好當天的服裝，減少選擇服裝的壓力。

喝水、吃營養補充品：保持水分充足保持水分充足：目標是一天喝八杯兩百四十毫升的水，為達成目標，讓喝水變成習慣，每隔一小時就喝一杯。

簡單的健康早餐：若你時間不夠，要提早想好可以吃什麼，不管是要在家吃還是上班路上買點東西吃，事先想好可以讓你有意識的不要吃高糖分、高澱粉的食物當早餐。（參見第 196 頁）

九點到五點

每小時起身兩次活動一下身體：不管你的坐在辦公桌前、做家事、開車送貨還是辦點事情，切記每小時要起身動一動。好幾個小時坐著不動對你的背部跟整體健康都有會不良的影響。

早上十點半

隨時隨地運動一下：暖身一下，找到身體緊繃的位置，選三到四個運動來放鬆一下。（參見第 145 至 163 頁）（兩分鐘）

健康點心（參見第 208 至 209 頁）。

中午

矯正姿勢伸展：評估一下你的坐姿跟站姿，選三到四個運動來放鬆身體的緊繃感。（參見第 208 至 209 頁）（三分鐘）

有氧運動：在白天時選定一些時間起身走一走、騎個腳踏車、游泳、健身、做瑜珈或皮拉提斯。在午餐前做運動可以避免吃太多。若你白天真的太忙，在下班後或晚餐前一定要做些有氧運動。（十五到三十分鐘）

健康午餐。

下午三點

深呼吸：暫停手邊的工作，放鬆一下提振精神。（三分鐘）

矯正姿勢伸展：選三到四個運動來放鬆。（參見第 99 至 105 頁）（三分鐘）

健康點心：離晚餐還有一段時間，這個時間吃個小點心就不會在飯前想吃東西。（參見第 208 至 209 頁）

五點半到六點：下班／晚餐前

背痛自救計劃：開始做健身計劃第一組裡的六個運動，這就好像是一整天工作後與傍晚開始前的休息時間。（參見第 178 至 184 頁）（十到二十分鐘）

練習正向思考：想一些當天達成的目標，若當天有遇到一些小挫折，可以想想是否有其他處理方式。（三分鐘）

晚餐

盡量在睡前至少三小時前吃晚餐。

十二點半：準備睡覺

放空一下：做一些放鬆的事，你可以看個雜誌或書、聽個音樂或廣播或做任何你的喜歡的事。

練習正向思考：回想當天發生的好事，對生活中美好的事感到感恩。回想一下你是如何面對討厭或失望的事，想一想你希望明天可以過得怎樣。（三分鐘）

冥想：睡前冥想有助於放鬆與消散負能量。（一開始先從兩分鐘為目標，逐漸增加到二十分鐘）

睡前深呼吸：這能讓你更加放鬆身心，放開一天的壓力。（兩分鐘）

每天同一時間上床睡覺：選定一個時間，確保每天都要有七到八小時的良好睡眠並保持下去。

第 14 章

尋求額外協助

我常跟我的患者說，在做背痛自救計劃的同時也使用一些輔助藥物或其他方法，這樣有時效果更佳，有助於加速恢復、減緩疼痛。在某些情況下，我會與健康照護專業團隊一同進行全面的治療，以補充支持我的療法。你知道復健科醫師（DO 或 MD）、整復醫師（DO）、整脊師（DC）以及物理治療師（PT 或 DPT）的職責及其差別嗎？大多數人並不清楚，不知道這些專業人士的背景訓練及角色為何。在我說明各種替代療法之前，我想先解釋每個健康照護專業的重點，以及他們如何治療疼痛和脊椎問題。

協助你照護背部的健康專家 *

復健科醫師是身體醫學與復健專科（Physical Medicine and Rehabilitation，簡稱 PM&R）的醫師，取得學士學位後就讀醫學院四年，並完成四年博士後的住院醫師訓練，他們是完成特定領域專

* 中文編注：以下為美國當地的職業分類，可能與國內有所差異。

業培訓的醫學博士，如運動醫學、神經肌肉學、脊髓損傷及疼痛醫學等等，主治影響大腦、脊髓、神經、骨骼、關節、韌帶、肌肉及肌腱的疾病。復健科醫師的治療重點在於功能與肌肉骨骼系統。他們診斷並治療疼痛及失能，目標是減少疼痛、恢復活動能力、預防進一步的失能，並盡可能提高身體功能。背痛他們的主治項目之一，因為脊椎是肌肉骨骼系統的中心，治療方式包括評估藥物需求、脊椎、肌肉及關節注射、神經刺激、輔具支撐，以及術後復健。

整復醫師、整脊師、物理治療師則專注於非侵入性、無藥物介入的手法技術，如軟組織徒手治療、按摩、肌肉伸展與脊椎調整。

整復醫師先取得學士學位，然後接受四年的醫學院訓練取得骨科醫學博士學位（DO），之後完成博士後住院醫師培訓，如家庭醫學、兒科、放射科、骨科手術等不同領域，其學術課程與現代醫學學位（MD）課程幾乎相同。但整復醫師需完成額外兩百時的課程，專注於實際的診斷與治療技巧，讓他們在治療患者時擁有更多的工具，更全面看待患者的病況。整復醫學的主要原則包括心靈、身體及精神的相互連結、身體自癒的能力，以及身體功能與結構之間的相互關聯。

整骨療法（Osteopathic Manipulative Treatments，簡稱OMT）如運用拉伸、輕柔的壓力及阻力等手法或透過徒手治療加強肌肉骨骼架構來改善整體健康，他們專注於身體的結構及其功能，如筋膜、關節、肌肉與脊椎。整復醫學以追求健康為導向，主要理念為姿勢、受傷及生活方式可能會影響身體結構，進而導致健康問題。整復醫師可能會單獨使用整骨療法，也可以結合藥物治療、手術、復健、飲食及運動等多種方式進行治療。

整脊師與物理治療師則專注於非侵入性、無藥物介入的手法技術，如軟組織徒手治療、按摩、肌肉伸展與脊椎調整。

整脊師在完成學士學位後，就讀為期四年的整脊博士學位，美國各州的條件要求不盡相同，但其理念主要為身體的肌肉骨骼結構，尤其是脊椎的正確位置，能使身體可以在無需手術或藥物的情況下自行療癒。整脊師會使用徒手整脊或其他替代療法，徒手治療有助於創傷的復原或因重複壓力（如久坐又無適當的背部支撐）影響而受限的關節活動度。整脊治療主要用於肌肉、關節、骨骼、結締組織（如軟骨、韌帶及肌腱）等疼痛緩解的替代治療方法。整脊為治療腰痛安全有效的方法，尤其是交由經適當培訓的專業人員執行。他們會使用熱敷或冰敷、刺激療法、按摩及運動療法來幫助脊椎的康復，主要希望透過將脊椎調整回正確位置來幫助病患。

物理治療師在完成學士學位後，就讀為期三年的物理治療博士學位，物理治療的英文是「physical therapy」，又稱「physiotherapy」，有些治療師認為後者的領域比較偏向徒手治療，他們以徒手的方式幫助患者伸展、軟組織放鬆、關節鬆動、筋膜放鬆。而「physical therapy」較偏向運動治療，教導患者如何透過運動強化肌肉、改善平衡與協調。事實上在美國，這兩個詞經常交替使用，大部分的物理治療都包含了這兩個領域，而「physical therapy」較著重在預防受傷、改善活動度、控制急性疼痛。

背痛的其他輔助療法

我的全面療法是讓我的患者知道傳統主流的治療法，也介紹給他們替代療法，來幫助他們控制疼痛。為詳細說明，本章將詳述替代療法如何輔助控制疼痛與如何改善脊椎健康。當然，在嘗試任何療法前，請諮詢醫師，在嘗試這些替代療法時，請選擇經由專業培訓認證的醫療人員。

脊椎徒手治療及鬆動術

使用整骨療法的整復醫師及整脊師透過徒手的方式來調整脊椎，增進關節的活動度，進而減輕疼痛。脊椎徒手治療（spinal manipulation）包含高速低幅度衝力，在施作過程會聽見整骨時「喀喀」的聲響，然而，脊椎鬆動術（spinal mobilization）包含緩慢、穩定的動作來活動關節全部的角度，適用於坐骨神經痛、下背痛、頸部疼痛、頭痛等情形。在做脊椎徒手治療前，確認脊椎沒有其他嚴重的狀況，如骨折、椎間盤突出、骨質疏鬆、脊髓壓迫、關節炎，或確認自己目前是否懷孕、是否使用抗凝血劑。

顱薦椎療法

顱薦椎療法（Craniosacral therapy）簡稱 CST，是一種針對頭部、薦椎（位於下背部的三角形骨頭）與脊椎的按摩治療方式，緩解這些部位的壓力。顱薦椎療法利用對頭部、頸部及背部的輕壓，緩解因壓迫引起的壓力及疼痛，除了可以紓緩疼痛，也可以釋放情緒與身體的壓力及緊張。此療法的主要理念為透過和緩地徒手處理頭骨、脊椎與骨盆，有助於恢復腦脊髓液在中樞神經系統中的正常流動。這樣一來，可以增強身體的自癒能力。按摩師、物理治療師、某些整復醫師、整脊師都會使用這個療法。顱薦椎療法也適用於頭痛、偏頭痛、失眠、睡眠不足、頸部疼痛等等的狀況。此療法不適用於患有嚴重出血性疾病、動脈瘤或最近頭部受傷的人。我經常把這個療法推薦給壓力非常大的人，我的患者也認為十分有效。此療法能夠產生深度放鬆的強烈感受、安撫肌肉纖維、中斷疼痛及壓力循環，並讓身體自行恢復癒合。

按摩

按摩對急性或慢性疼痛的患者有許多益處，除了心理放鬆以外，按摩可以刺激分泌腦內啡，有效緩解憂鬱及焦慮，也有助於減輕疼痛。按摩可以促進血液循環，帶給肌肉與組織養分，有助於緩解肌肉痠痛與張力。按摩可以減低肌肉張力，改善睡眠及柔軟度，也可以減輕因肌肉緊繃引起的疼痛。按摩能有效紓緩背部、頸部的肌肉緊繃及關節炎。

研究指出，中強度按摩比輕柔的按摩更能有效紓緩疼痛。按摩不僅可以消除肌肉結節，還可以調節體內的乳酸與淋巴代謝，背部痠痛可能是由於肌肉中乳酸或廢物堆積所導致。按摩可以迅速將乳酸從肌肉中排出，這有助於身體快速恢復。

哥倫比亞特區、波多黎各、美屬維京群島外及另外四十四州要求按摩師通過認證程序取得執照，而且必須定期更新，大部分的執照需要進修後才能更新。選擇按摩師時，請查看你所在的州對按摩師的要求，以及治療師的資格證書。

市面上有許多種不一樣的按摩，很難去挑選一個最合適的，你可以參考以下九種能有效紓緩疼痛的按摩。

- **瑞典按摩**（Swedish Massage）是一種溫和的全身按摩，有助於釋放肌肉結節，促進放鬆，並增進血液循環。治療師會結合長時間、流暢的推拿動作，按照心臟方向進行，也會揉捏肌肉並進行被動的關節活動，過程中你可能會感到輕度到中度的疼痛。

- **深層組織按摩**比瑞典按摩使用更大的力量，從而緩解深層肌肉組織的緊張。這種按摩適合釋放慢性緊張，據說可以改善關節活動度。若你經常感到慢性疼痛、肌肉緊繃及焦慮，可以試試看這種按摩。
- **指壓按摩**是源自中醫的日本式按摩，其目的是消除氣節，讓身體能量（又稱為「氣」）能夠自由流動。指壓按摩師會使用各種技巧，並利用手肘、膝蓋與雙腳來針對背部、關節及四肢的緊張進行放鬆。按摩師可能會著重在你身體最需要放鬆的部位，有助於促進放鬆平靜、緩解壓力、焦慮及憂鬱，並減輕肌肉張力。在做指壓按摩時可以全身著衣。
- **運動按摩**是瑞典按摩的其中一種，可解決因重複性動作引起的疼痛，有助於迅速從壓力及受傷中復原，運動按摩可加快恢復時間、改善活動度，並提升表現，同時也可以紓緩疼痛、焦慮及肌肉張力。運動按摩可以是全身按摩，或只著重於特別不舒服的部位，你可以選擇在施作時著衣。
- **激痛點按摩**有助於消除深層肌肉的慢性張力。激痛點是肌肉組織中緊繃的區域，可能會引起身體其他部位疼痛，透過紓緩激痛點的緊繃，可以減輕疼痛，對坐骨神經痛與關節僵硬特別有效。警語：激痛點按摩會產生劇烈疼痛。
- **熱石按摩**與瑞典按摩相似，但按摩師會在身體的不同部位，尤其是背部，使用加熱的玄武岩來幫助紓緩緊繃的區域。按摩師會手持熱石同時施作溫和的瑞典按摩，熱石可促進血液循環、紓緩肌肉張力。

- **芳香按摩**能促進情緒療癒，此按摩法結合緩和按壓的手法與精油使用，按摩時，你會聞到精油的香氣，而精油也會透過皮膚吸收。芳香按摩有助於提振心情、紓緩憂鬱症狀、減輕疼痛與肌肉張力。
- **泰式按摩屬**於較為激烈的按摩，以瑜珈伸展的方式，按照順序按摩活動全身，按摩師會用手掌、手指以穩定的加壓到身體各部位。按摩師會把你的身體拉伸或扭轉到各種姿勢。泰式按摩可以減輕紓緩疼痛與壓力、增進柔軟度、促進循環與提振精神。施作時，全身著衣，寬鬆舒適的衣服較為合適。
- **產前按摩**主要是為準媽媽紓緩孕期疼痛、壓力、肌肉張力及失眠的狀況。施作時不是平躺，而是請準媽媽側躺或使用特殊按摩臺，讓準媽媽可以把肚子放在按摩臺的洞裡。在孕期時，你可以隨時做產前按摩，但許多店家建議第一孕期較不適合。按摩師會著重在下背、髖部及雙腿。

若這些按摩法的說明無法打動你立刻去找個按摩師，那你得再考慮看看。若你從沒嘗試過按摩，很難用言語去形容按摩的感受與按摩過後放鬆的感覺，按摩後會感到自己與身體更加貼近，而這也是練習正念的好方法。

針灸

針灸是背痛其中一種最好的替代療法，尤其是你有肌肉痙攣或神經相關的疼痛情形。這種古老的中醫療法是為消除氣節，讓身體能量（又稱為「氣」）能夠自由流動，促進身體中「氣」的流動，能創造平衡與提升健康，這樣的氣血通路有十二條，又稱「經絡」，代表主要的器官與身體功能，但「經絡」與神經通道或血管並不一定重疊。

針灸的目的在於矯正氣血失衡，透過刺激經絡恢復健康，施作時，以細針插入身體經絡上的各個穴道。若你很怕針，我可以向你保證整個過程完全不痛。透過刺激穴道，部分神經系統會受到刺激，進而紓緩疼痛。有些穴道是針對下背痛，如膝蓋後側、雙腳、下背、雙手、髖部及腹部的穴道。針對上背痛的，則分布於頭部、頸部、肩膀及上背。

目前針灸效果是如何達成尚未有完整的研究，但大多數人認為：

- 刺激神經系統會從脊髓、肌肉及腦部釋放一些減輕同痛的化學物質。
- 促進身體分泌像鴉片類的化學物質。
- 釋放神經傳導物質調節神經末梢的開關機制，針灸可以刺激某些神經傳導物質，進而抑制疼痛。
- 針灸可以引發身體的電磁脈衝，加速身體處理疼痛。

哥倫比亞特區及美國四十七個州都有針灸師認證。美國各州的條件要求不盡相同，有些要通過一系列的考試，有些要通過國家認證與取得地方執照。例如，在紐約州，針灸師必須通過國家針灸及東方醫學認證委員會（NCCAOM）的考試，包括針灸穴位及東方醫學基礎的考試。選擇針灸師時，請查看你所在的州的條件要求。

生物回饋療法

生物回饋療法（Biofeedback）是學習如何控制身體機能，過程中你會配戴一些電子感測裝置，並在螢幕上看到感測器量測的數值，測量包含腦波、皮膚溫度、肌肉張力、心律、呼吸等。生物回饋療法有助於提高意識並改變生理反應，進而減輕症狀。當回饋數據顯示於螢幕時，你可以看見當自己改變想法、情緒或行為，身體會有什麼樣的變化，讓你可以做出如放鬆某特定肌群的細微改變，例如，生物回饋療法可以找出產生疼痛的肌肉，而你可以學習如何有意識的去改變生理反應，像刻意放鬆特定肌群來減輕疼痛。

你明白壓力與疼痛是相互加劇，姿勢與呼吸習慣不良會造成長期疼痛。當你意識到會造成疼痛的肌肉緊繃或呼吸急促這些壞習慣，你可以改變行為，打斷壓力與疼痛的惡性循環。

治療慢性疼痛患者主要是讓負責調節壓力反應的交感神經系統減少啟動的頻率，並啟動副交感神經系統的放鬆反應。生物回饋療法讓你理解如何刻意控制身體已控制疼痛，若你可以控制壓力反應，就能更有效的控制慢性疼痛。生物回饋療法也適用於失眠及焦慮等情況。

生物回饋療法廣為醫療人員使用，如心理學家、物理治療師、職能治療師、護理師、醫師及其他專業醫護人員。

你可以到物理治療所、醫療中心及醫院做生物回饋療法的訓練，生物回饋療法所需的裝置，如互動式電腦程式或配戴裝置，都有家用版本。注意美國食藥署尚未批准通過所有的家用器材，請你務必事先與你的醫療團隊討論，再進行居家生物回饋療法。

低週波治療器

低週波治療器（臺灣俗稱電療機）使用低伏特的電流來紓緩疼痛，為一電池裝置，透過貼在皮膚上的電極片傳導電脈衝，電極片須貼在疼痛點附近的神經所在處或激痛點上，你會有些微刺痛的感受，可以透過裝置上的旋鈕來調整電脈衝波的大小。

低週波治療器之所以有效有以下兩個理論：一種解釋是，電流刺激神經細胞，阻止疼痛訊號的傳遞，從而改變你對疼痛的感知。另一種解釋是，神經刺激會提高腦內啡（身體自然的止痛物質）的分泌，阻斷對疼痛的感知。

你可以在疼痛專科、復健科、針灸專科、骨科或物理治療科看到低週波治療器的身影，你也可以購買自己的低週波治療器，但要提升電療效果，一定要依照自身的狀況來調整設定，也要知道電極片應該貼在哪個位置。

若你有植入裝置、懷孕、癌症、癲癇或深層靜脈血栓症，則不適用電療。

瑜珈與皮拉提斯

這兩種運動學派主要強調身體對稱，以促進正確姿勢、呼吸、強化肌肉與柔軟度，而這些都是背痛自救計劃的目標，實際上，我也收錄了許多瑜珈與皮拉提斯的動作。皮拉提斯主要強化核心肌群與髖部，而瑜珈則是強化脊椎的力量與活動度，同時感受平靜與專注。

上皮拉提斯或瑜珈課是增加身體活動量很好的選擇，但若你有椎間盤退化、突出或壓迫性骨折，在做這些動作時可能會造成反效果，所以務必謹慎小心。若你有上課，可以告訴教練你哪裡有受傷，最好是緩慢漸進的開始訓練。

瑜珈與皮拉提斯教室現在隨處可見，你也可以使用免費的應用程式、看 YouTube 影片或是在網路上下載各個程度的瑜珈與皮拉提斯的訓練，每個都試試看，找到一個最適合你的。

草藥療法

草藥療法近年來越來越受歡迎，雖然草藥療法的研究目前仍處起步階段，但許多已有幾千年使用歷史的草本植物，是公認可以控制疼痛、減少發炎的。在使用任何草本植物控制疼痛之前，請務必諮詢醫師，草本植物有可能會有其他副作用，或是與你正在服用的處方藥藥性相衝，最好的辦法就是事先諮詢醫師。

以下為八種公認能緩解疼痛、減少發炎反應的草本植物：

- **魔鬼爪**：源於非洲南部，用於治療發燒、關節炎及腸胃問題有好幾世紀的歷史，可作為消炎藥，目前市面上有販售膠囊形式的萃取物。
- **白柳樹皮**：若你不想服用阿斯匹靈，白柳樹皮有助於控制疼痛或發炎的情況，可以紓緩急性背痛。市售有多種其萃取物形式，如錠片、膠囊、粉狀或液體。
- **辣椒膏**：辣椒素辣椒辣味的成分，以局部外用的形式，有助於緩解疼痛。據說辣椒素是可以耗盡將疼痛從周邊傳遞到中樞神經系統的物質，可能需要幾天才會見效，若沒有感受到立即的效果也不要立刻放棄，辣椒膏可以暫時紓緩疼痛，而且一天需要擦四到五次。使用後請務必洗手。

- **薑**：薑含有抗發炎的植物性化學成分，因此據說其萃取物有助於緩解肌肉及關節疼痛。市面上有粉狀、膠囊或錠片的形式。
- **小白菊**：又稱短舌匹菊或解熱菊，用於治療發燒、偏頭痛、關節炎、牙齒痛、胃痛等問題，其使用歷史超過好幾世紀。研究發現，小白菊的花跟葉子含有紓緩疼痛的藥性，以及可以減輕發炎與痙攣的化合物。市面上販售之萃取物形式有膠囊、錠片或液體狀。
- **薑黃**：含有稱為薑黃素的活性成分，據說有降低發炎、紓緩疼痛的性質，市面上販售各種形式的萃取物。
- **聖約翰草**：為一開花植物，使用於治療神經失調，其歷史可追溯到古希臘時期，其活性成分貫葉金絲桃素具有抗菌、抗病毒、抗氧化及抗發炎的特性，常用於治療輕度到中度的憂鬱。外用時有助於治療燒燙傷。據說聖約翰草可以紓緩與關節炎、坐骨神經痛相關的神經病變痛。市面上有聖約翰草茶或是錠片、液體及外用藥膏等形式。聖約翰草很可能與其他藥物起反應，請務必確認正在服用的藥品是否會與聖約翰草的藥性相衝。
- **纈草根**：用於輔助睡眠已有好幾世紀的歷史，其鎮靜效果據說能減輕焦慮，對於紓緩痙攣與抽筋造成之疼痛，十分有效。市面上有販售粉狀、液體狀、藥丸或茶包等形式。若你受失眠所困，務必試試看。

這些額外的輔助可以讓背痛自救計劃的效果加乘，我見證過許多患者在疼痛消失後的美好生活，有各種不同的生活體驗，不再受到疼痛的限制。他們變得更有冒險精神、更有活力，也更願意嘗試之前不敢嘗試的事物。作為醫師，看見他們的改變讓我十分欣慰，也是對我很大的鼓勵，而我希望你也可以像他們一樣。

後記

告訴我你的進度

在我第一次有了想要設計一套可以幫助病患對抗疼痛的計劃時，我整晚坐在桌前把這幾年來我給患者的建議寫下來。我很驚訝原來我給的建議範圍如此廣泛，不過這也沒什麼好意外。我花了無數個小時研讀最新的背痛研究，這要耗費不少精力，但我知道要走在業界的最尖端才能更有效地幫助我的病患改變自己的生活。我看見他們更加積極的控制疼痛，就在此刻，我知道我一定要設計出一套可以幫助所有人的計劃。

我先整理我列出來的想法，再想想我在執業時的成功案例，歸納出我所見證的大幅進展所擁有的特質、態度及行為改變，這就是這九項策略的來源。接著，很快地我制定出背痛自救計劃，我可以看見深受慢性疼痛所苦的病患大幅度的改變自己的生活，從前受限的生活，現在則有無限可能，聽見他們的改變，對我來說意義重大。

我知道背痛自救計劃涵蓋許多領域，我希望你可以了解到所有可以預防或避免背痛的資訊，包含科學原理，因為我知道有科學實證的支持可以讓你更相信、更全心的投入。本書所提供的辦法不是迅速的魔法，無法在七天之內讓你看到奇蹟，也不是在疼痛消失後就可以停止的計劃，這沒有所謂「開啟」或「關閉」的按鈕。為對抗慢性疼痛，你必須願意大幅度的改變生活，雖然這些策略聽起來有點困難，但試著把壞習慣用好習慣取代，總比與疼痛共存來得好。

同時，我也架設互動式網站 DrKen.us，提供部落格與網路廣播 Podcast，內容包含與業界的頂尖人士討論背痛自救計劃的關鍵重點。這些資訊完全免費，你也可以註冊會員，跟我們分享你的進度。

好幾年來我不斷思考冥想如何幫助受背痛之苦的患者，我出版一系列有聲書《Lift：促進背部健康的冥想》。其中「我的天才大腦（My Genuis Brain）」冥想讓你尊重大腦所產出的所有想法。「深層腹式呼吸與壓力檢測儀冥想（Deep Belly Breathing and Tensionometer Meditation）」解釋深度腹式呼吸的重要性與如何運用這些技巧，這個冥想也介紹了頸部、背部、頭部壓力檢測儀的概念。「姿勢對脊椎的力量（Posture Forces on the Spine）」則是一種神經語言程式的冥想（左耳、右耳及中樞管道），有助你意識到自己的姿勢，尤其是日常姿勢如低頭滑手機、腹部贅肉、乳房重量、提重及背包所帶來的力量會有什麼影響。「十位免費醫師（10 Free Physicians）」冥想說明世界上有許多人在尋找不需仰賴藥物的止痛方式，這個冥想主要是藉由自己會的技巧來讓你感到開心、健康與無痛，並介紹十位能幫助你擺脫疼痛的醫師：精神健康、冥想、思考、營養、姿勢、呼吸、活動、力量、睡眠及服飾。「Lift：我是誰（Lift: Who Am I）」冥想說明平均每人每天要負重十到二十公斤，相當於一年兩千到八千公斤之重，有些送貨員一年負重多達四十五萬到六十八萬公斤。「Lift：我的日常公事（Lift: My Daily Routine）」冥想則是為工作上需要提重的人量身打造，有助於每日為自己做好準備，如呼吸、伸展、有氧及每半小時的休息。《Lift：促進背部健康的冥想》在各大音樂行及書店都有販售。

當你致力於照護好背部，你的生活會往健康活力與幸福的方向走去，我希望背痛自救計劃可以改變你的人生，就像我的患者一樣，請務必讓我知道你的進度，我很樂意聽見你的成功或是你遇到的困難，你可以寫信到我的電子信箱 KKH@DrKen.us，跟我分享。

致謝

感謝本書的共同作者黛安・雷維蘭德（Diane Reverand），感謝她的聰明才智、對醫療保健之貢獻與出色的文筆。

感謝我的經紀人瑪麗蓮・艾倫（Marilyn Allen），感謝她的熱忱、工作能力、創意，幫助我能夠與世介紹好幾百萬人分享我的想法。

感謝 Sounds True Books 出版社的優秀編輯哈文・艾佛森（Haven Iverson）及團隊全員：公關宣傳專家尼克・斯墨（Nick Small）、書籍安排與通路專家、銷售專員、克蘿伊・普魯謝維奇（Chloe Prusiewicz）及其行銷團隊，感謝大家的努力幫助受背痛之苦的民眾。

感謝我的太太——身體醫學與復健專科醫師瑪西雅・格里芬-韓斯拉吉（Marcia Griffin-Hansraj），與我不下數千次討論與編修本書內容。

感謝我的好友及優秀插畫家蓋瑞・克魯普勒（Gary Crumpler），感謝他製作精美的黑白插圖。

感謝公關專家謝伊・潘塔諾（Shay Pantano）與理查・魯賓斯坦（Richard Rubenstein），感謝你們致力於宣傳本書的重要性。

感謝我的好友理查・魯賓斯坦（Richard Rubenstein），感謝他在本書製作過程中所有的幫助。

感謝我的父母、兄弟姊妹——馬克（Mark）、珍妮（Jan）、琳恩（Lynn）、安（Ann）、卡蜜兒（Camille），及我的外甥查德・阿格拉瓦（Chad Agrawal），你們的鼓勵對我意義重大。

感謝布蘭達・格里芬（Brenda Griffin）的精神鼓勵，提醒我每天都要拿出我最好的一面。

感謝指導過我的教授——布里格斯・佩爾紹德（Briggs Persaud）、吉特蘭詹・拉納瓦特（Chitranjan Ranawat）博士、派翠克・奧利里（Patrick O'Leary）博士、法蘭克・卡米薩（Frank Cammisa）博士、歐漢內巴・博阿奇 - 阿吉（Oheneba Boachie-Adjei）博士、蘭斯・韋弗（Lance Weaver）博士、邱約翰（John Chiu）博士、大衛・佩恩（David Payne）博士、格雷戈里・基亞拉蒙特（Gregory Chiaramonte）博士。

感謝賈桂琳・李德（Jacqueline Reeder）二十年來協助病患準備脊椎手術，感謝手術室的所有同仁：麻醉師、護理師及所有幫助過我的醫護人員。

感謝我的策劃夥伴伊曼・穆特拉克（Iman Mutlaq）與尼納德・蒂普尼斯（Ninad Tipnis），感謝你們長久以來的友誼及策劃將本書推向新的高度。

感謝我所有的病患，給我靈感寫書，讓我可以幫助到世界上所有的人。

背痛自救聖經

美國骨科專家教你免開刀、免服藥的 9 大自癒對策，立即緩解頸背疼痛、改善生活品質，讓思緒更清晰！

Watch Your Back: Nine Proven Strategies to Reduce Your Neck and Back Pain Without Surgery

作者　肯・韓斯拉吉（Ken Hansraj）
審訂　郭仕政
譯者　陳於勤
內文構成　賴姵伶
封面設計　陳文德
責任編輯　顏妤安
行銷企畫　劉妍伶
發行人　王榮文
出版發行　遠流出版事業股份有限公司
地址　104005 臺北市中山區中山北路 1 段 11 號 13 樓
電話　02-2571-0297
傳真　02-2571-0197
郵撥　0189456-1
著作權顧問　蕭雄淋律師
2025 年 7 月 31 日　初版一刷
定價　平裝新台幣 480 元（如有缺頁或破損，請寄回更換）

ISBN：978-626-418-267-6

國家圖書館出版品預行編目 (CIP) 資料
背痛自救聖經 : 美國骨科專家教你免開刀、免服藥的 9 大自癒對策 , 立即緩解頸背疼痛、改善生活品質 , 讓思緒更清晰 !/ 肯 . 韓斯拉吉 (Ken Hansraj) 著 ; 陳於勤譯 . -- 初版 . -- 臺北市 : 遠流出版事業股份有限公司 , 2025.07 面 ;　公分
譯自 : Watch your back : nine proven strategies to reduce your neck and back pain without surgery
ISBN 978-626-418-267-6(平裝)
1.CST: 背痛 2.CST: 頸部 3.CST: 運動療法 4.CST: 物理治療
416.612　　114008314